U0276972

北京协和医学院叙事医学教学参考书

仁心词话

——叙事医学之诗情医事

李乃适　著

中国协和医科大学出版社
北　京

图书在版编目（CIP）数据

仁心词话：叙事医学之诗情医事 / 李乃适著. —北京：中国协和医科大学出版社，2023.1

ISBN 978-7-5679-2138-2

Ⅰ. ①仁… Ⅱ. ①李… Ⅲ. ①医学－人文科学－文集 Ⅳ. ①R-05

中国版本图书馆CIP数据核字（2022）第255135号

仁心词话——叙事医学之诗情医事

著　　者：李乃适
责任编辑：刘　婷　涂　敏
封面设计：邱晓俐
封面题签：李乃适
责任校对：张　麓
责任印制：张　岱

出版发行：中国协和医科大学出版社
（北京市东城区东单三条9号　邮编100730　电话010-65260431）
网　　址：www.pumcp.com
经　　销：新华书店总店北京发行所
印　　刷：北京联兴盛业印刷股份有限公司

开　　本：880mm×1230mm　1/32
印　　张：5.625
字　　数：90千字
版　　次：2023年1月第1版
印　　次：2023年1月第1次印刷
定　　价：62.00元

ISBN 978-7-5679-2138-2

满江红

（为[illegible]通教授书作序）

天地神圣，日月光，
生命至上。
终极是：生辛病老，
苦难痛殇。
神农百草话岐黄，
分子基因争短长。
救医学，又望向瀚海，
正远航。

心周意，登途策，
奉人道，达安康。
医文哲，齐高举，新旗扬。
如履薄冰须谨慎，
如临深渊多思量。
医患情，携手筑长城，
度吉祥！

景和
二〇二二年八月一日

满　江　红

（为乃适教授书作序）

天地神圣，日月光，生命至上。
终极是：生卒病老，苦难痛殇。
神农百草论岐黄，分子基因争短长。
敬医学，又望前瀚海，正远航。
以关爱，度沧桑；奉人道，达安康。
医文哲，齐高举，彩旗扬。
如履薄冰须谨慎，如临深渊多思量。
医患情，协手筑长城，庆吉祥！

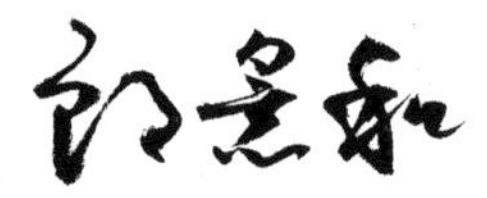

中国工程院院士
北京协和医院妇产科名誉主任
2022年8月1日

继往开来——协和人文医学教育之道

尽管自建院伊始协和即以科学医学著称于世，但人文教育实际上也是传统之一。我国最早的医学史团体“中华医史学会”，正是在20世纪30年代中期由协和中文部的李涛与伍连德、王吉民一起创建。而在医疗中，协和教授注重人文关怀的案例数不胜数，如林巧稚要求学生写病历时写上产妇头上黄豆大的汗珠，曾宪九在自己确诊肺癌的情况下还在关心打算放弃治疗的胰腺病变病人，宋鸿钊对患绒毛膜癌的未生育妇女作出违反常规治疗的保留子宫的决定……这些都充分说明了“老协和”对医学人文教育的重视。然而这种教育，在很长一段时间内多以“身教”为主；随着时代改变和学科发展，人文医学作为一个新兴学科，进入协和课堂已是大势所趋。

张孝骞教授作为一位名满天下的“大医生”，在1983年撰写了《假若我现在是医学生》一文，分为5个部分谈了他对医学教育的体会，其中第5部分的小标题就是“医学与社会科学”。张孝骞教授谈到：“医学虽属于自然科学的范畴，由于它的工作对象是人，人具有社会属性，医学又包含有相当大的社会科学成分。”他又高屋建瓴地指出医学院校未开设社会科学课程的缺憾，“一般医学院校没有这类课程，新毕业的医生突然接触病人，很不理解医学的社会性问题，每每在诊断上缺此重要资料，在处理和说服解释工作中文不对题。”

社会的发展越来越验证了张孝骞教授的远见卓识，协和人文和社会科学学院也于2014年正式成立。如何在医学院校教授和研究隶属于社会科学的人文医学，是一个新颖而又复杂的课题。全院上下为此探索了许多新的教学与研究途径，与临床相结合正是其中的一项重要举措。本书作者，北京协和医院内分泌科李乃适主任医师，自2018年起即被聘为协和人文和社会科学学院客座教授，长期参与人文医学课程的授课。由于有着丰富的临床实践，临床医生讲授人文医学课程时常常可以举出许多实例，与理论课的学习互相印证，相得益彰。

李乃适医生自叙事医学课程开设以来，每年都在该课程中授课，将他平时诊治的若干病例用诗词的形式呈现出来，内容生动，常常发人深省，广受学生好评。在此基础上，李乃适医生经过编辑整理完成了这本叙事医学的课程参考书，对广大医学生必将有所裨益。协和人文和社会科学学院长期支持人文医学教材建设，尤其是已经在授课中有基础的重要题材。

协和问世已超百年。人文和社会科学学院的建设已经顺利起步，我们期待更多的精品教材与参考书问世，也期待更多的优秀医学生在人文医学的课堂上满载而归。

北京协和医学院人文和社会科学学院常务副院长

2022年10月

杏林妙手，医文交辉

李乃适医生可谓是跨越医学、文学、医学史等学科又精于书法的才子，他是国内专业的内分泌科医生，中国内分泌学科史专家，也是独创一派的以临床诊治工作为内容的古典词人。我特别喜欢在各种医学人文、叙事医学、医学与文学，以及医学史的会议上听他发言，因为我发现他是个特别会讲故事的人：语言幽默风趣、故事跌宕起伏，明明已危机四伏，讲出来却风轻云淡，还时时伴着他特有的自嘲式反思。20世纪国外在“文学与医学”研究领域刚刚兴起之时，人们就断定：医生作家/诗人一定比一般的医生更人道，因为他们更关注“人”的细节，更善于反思自己的实践，我感觉这个判断用来描述乃适医生也非常贴切。

一口气读完了这本独特的书，读得津津有味。说它独特，是因为它是把诊疗过程用叙事、诗词和书法结合在一起的书，这应该是第一本，给人一种特别享受的审美体验。我特别喜欢读医生写的疾病诊断过程的叙事，就像在读侦探小说，虽然经常有医学术语挡道，但不影响理解和跟随“解谜”逻辑。

阅读这些故事，就更坚信医生和医学生学习叙事医学的必要性，深感叙事医学“标志性方法”细读和叙事医学三要素中“关注、再现”的重要性，更深刻地体会到“教医学生学会细读文学作品，就是在医学上培养他们”[1]，因为细读培

---

① Trautmann，J. The wonders of literature in medical education. In Donnie Self ed. The Role of the Humanities in Medical Education. Norfolk，VA：East Virginia Medical School：32-44，1978.

养的就是关注细节的能力，而关注细节在临床诊疗当中太重要了。北京协和医院内分泌科收治了全国内分泌领域的各种疑难重症病人，有大量需要解开的谜团，经常需要“大查房”，大查房是展示“诊断假说”、争取其他科室支持的过程，这个“假说”建立在一系列证据的基础上，是在关注细节的基础上，对各种证据组合判断的再现。令我特别吃惊的是，本书中不少的词作居然是在大查房前乃适医生为与同道交流更简洁明了而作，可见协和医院医生们的文学修养着实了得。词作当中有病史，有诊断治疗的曲折，有情感表达和反思，甚至有病人生活环境的描写和想象，就像乃适医生所言，“是另一种形式的平行病历”。我一直认为，平行病历对同行有启发借鉴作用，本书印证了我的这种想法——每篇诗词及随后的故事向同行讲述了诊断治疗的思路，医患互动的有效方式，以及在面对不能明确诊断的疾病时，病人如何能够“满意出院”。

本书的叙述中特别打动我的还有探究真理的执着，不论是推敲影像学、对着强光看片看到“泪目”，还是重读组胚教材、穷尽某一疾病的所有文献，都揭示了好医生是怎样炼成的。读罢不禁自问：难道乃适医生的一天有26小时？也不禁再一次把乃适这样的医生当作自己的楷模。

北京大学医学人文学院副院长

2022年10月于北京

诗情话医

北京协和医院的医生，历来有着热爱文艺的传统。在“老协和”时代，无论是谢和平的咏唱，张光璧的管风琴，还是王叔咸的琵琶与月琴，皆冠绝一时。而林俊卿的漫画，竟成为一个时代大查房的标志，在协和历史上留下了独具特色的一笔。新时代的协和人也不遑多让，张宏誉别有底蕴的《雨燕》作词，女教授协会温婉而惊艳的合唱，摄影展的异彩纷呈，“协墨丹青”书画协会的百花齐放、佳作频出……也早已成为协和的“日常”。而酷爱赏析文学艺术作品的协和人则更是数不胜数。

然而，这并不意味着这些医生的医术因此而有所荒误，相反，这一群体对“真”的求索、对“善”的秉持、对“美”的挚爱往往有着近乎狂热的痴迷，以至于他们对医者的定义或者说对医教研的思考和见解已经不仅仅是在一个简单的职业层面，而是对情怀的执着、对理想的追求和对事业的敬畏，这使他们更加出类拔萃。被誉为“万婴之母”的医学家林巧稚医生在她医学生时期就担任过演说团的会长和音乐团的书记。热爱文艺和热爱科学，同样是协和文化里不可分割的两个方面。

李乃适医生作为协和的中青年精英，我可以说是看着他们这代人从医学生时期逐渐成长起来的。家学渊源，状元之后，诗词师从性灵一派，小楷师从王献之风格，均有数十年的功力。难能可贵的是，他竟能将一个个特殊病例诊治过程中的感悟写成诗词，又把诊治过程中的故事栩栩如生地撰述出来，处处展现出了协和人严谨的科学态度、活跃的临床思维、仁爱的人文情怀和丰富的知识储备。而仔细品味这些病例，其实每一例的诊治难度均远超寻常，即便是专科医生，读来也会有不小的收获；同时，乃适又能运用通俗易懂的语言娓娓道来，透过常人略感深奥、似乎生涩的诗词，使没有医学背景的寻常百姓也可懂、可记、可循，实属不易。

至于诗词，协和人好之者甚众。以现今而言，上至院士、教授，下至刚入职的住院医师，对音乐性和文学性兼具的文学样式情有独钟者大有人在。虽各人喜好不同，风格迥异，但文无一二，李白、杜甫的第一之争，千年来讨论不断，迄今难分轩轾。我尊敬的忘年之交郎景和院士极喜自由风格，在他不可胜数的作品中，常可见将旧体诗词以新诗表达，独具大师风范，年轻时赴西藏阿里支边就吟出了“飞车过大坂，跃马掠荒原”的奇崛诗句；协和医大著名校友冯唐先生被誉为极简诗派创始人，思奔逸、思无邪，其中《冯唐诗百首》是近十年来最畅销的诗集之一，名句“春风十里不如你”近乎家弦户诵；而李乃适教授则喜好遵从近体诗词平仄叶韵的格律，不少词作即便是放在宋词里也不一定能够区分出来，如“万壑松涛参物外，一泓碧水映天中”。实可谓百花争艳，各擅胜场，协和文化的丰富性由此可见一斑。

本书的另一特色是每个故事的诗词都有一幅作者的书法作品附上，为全书增色不少。李乃适教授一直潜心小楷，据说管病房时也用毛笔批阅病历，这神摇目夺的小楷正好体现了“协墨丹青”书画协会副会长的本色。

综上，本书集科学性与文艺性为一体，别具匠心，趣味性和可读性俱佳，无论是医务工作者、医学生还是大众，读之均有裨益。

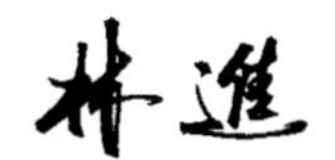

北京协和医院骨科主任医师、教授

北京协和医院“协墨丹青”书画协会会长

2022年10月霜降

以文学安放医心

初识乃适兄，是在北大九二同学的微信群里。大概是去年年底，乃适兄在群里给同学们做了一个讲座，题为“叙事医学视角下的诗词创作”。这个讲座让我颇为讶异，爱好文学的医生并不鲜见，但从学理上将医学与叙事相连接，并以诗词的形式表达出来，却非常出乎我这个文学教授的意料。在我有限的知识体系中，医学属于现代科学，需要借助各种仪器设备进行检查化验，客观地对付细胞、组织和器官，来不得半点虚构和想象；而文学则更靠近艺术，需要主观情绪、情感和想象力的参与。鲁迅弃医从文的故事我们耳熟能详，孙中山也改“医人”为“医国”，这一“弃”一“从”之间，当然没有现在人们对专业认知的价值评判，但至少说明两者的研究对象和研究方法大相径庭。带着几分好奇，我听完了乃适兄的讲座，对叙事医学有了认识，也对医学和文学的相关性有了新的理解。

“叙事医学”以我的理解，就是医生在冷冰冰的病历之外讲述的关于疾病的故事。事实上，关于疾病的讲述在文学作品中时常出现，于我而言并不陌生。有些是为了塑造人物形象，比如《红楼梦》中“态生两靥之愁，娇袭一身之病”的林黛玉；有些是为了揭示现实生活中存在的问题，比如丁玲的《在医院中》；有些是为了呈现人性的复杂，比如加缪的《鼠疫》，等等。哲学家苏珊·桑塔格也有一部名著《疾病的隐喻》，探讨疾病背后的道德评判或政治态度。显然，文学家和哲学家对疾病的书写都越过了疾病本身，关注的是疾病的引申义。然而，叙事医学中的疾病故事却迥异于此，它是医生站在职业或专业的角度对疾病的讲述。与文学家和哲学家相比，医学家聚焦于疾病本身，关注的是共同面对疾病的医生和病人的个体感受。从这个意义上看，叙事医学比文学或哲学中的疾病叙事更具专门性，又比专业的病例分析更具文学性。

《仁心词话》精选了乃适兄处理过的20个病例，以诗词抒怀，以散文记述，表诗情、话仁心。这部书稿触动我的地方有二：一是词工文顺、情真意切、朴实自然。我想，如果没有这一首首诗词，一篇篇小散文，那些“肿瘤性低磷骨软化症”“异位垂体促肾上腺皮质激素瘤”于大多数人而言，只不过是一些文字和字母的连接，我们可以不关心，也不必花时间去了解。但是当这些疾病背后的故事被讲述出来时，与疾病相关联的疼痛、焦虑、无奈、憧憬、希冀以及人人所渴望的朴实的快乐、简单的向往和生命的尊严就会让读者感同身受，产生强烈的共情。或许这也是为什么妇科内分泌的郁琦医生在没有影像学证据的支持下，在读了乃适兄查房当场填的词之后，愿意为那个罹患雄激素分泌性肿瘤而导致女性男性化的病人转科室手术的原因（《临江仙·忆昔娉婷初嫁日》）。二是诗词与散文相结合的讲述方式。乃适兄善辞章，尤其是古体诗词。韵文需限韵，而要将现代名词，特别是一些药物或者疾病的名称嵌入诗词，字斟句酌的难度可想而知。我做现代文学研究，不大通音律，却觉得不必苛责韵脚，诗词只要读起来朗朗上口，能够抒发作者胸臆，能够触动读者内心，就称得上是一首好诗词。当然诗词的文体功能主要在抒情，所以这部书稿在每一篇的诗词之后再附以散文，用以填充诗词在叙事层面留下的空缺，这样不仅交代了背景，也讲清楚了事件的来龙去脉，使一个个疾病的故事得到了完整的呈现。

忘记在哪儿看到过一句话：偶尔是治愈，常常是帮助，总是去安慰。这句话说的是医学，但放在文学身上，似乎也并不违和，如此看来，医学与文学的距离也就不再遥远。期待乃适兄写出更多的疾病故事，以文学安放医心。

是为序。

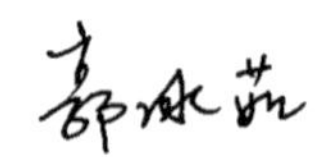

中山大学中国语言文学系教授

2022年8月于广州

性灵独表话医心

从医二十余载，遍尝医事之甜酸苦辣。病历寥寥数纸，写尽医疗信息以供诊治；然病人为社会人，医者亦为社会人，以医者之眼观病人，不惟有带病之躯，亦必有芸芸众生之悲欢离合。浸淫既久，积胸中之块垒，发之于词，以泄其怀，补病历之不能言也。如是数年，方闻“叙事医学”之名兴于北美；其道之微言大义，于我心有戚戚焉。试择数首习作，以求抛砖引玉耳。

这一段话，是我为2021年中国医学人文诗词大会的发言写的介绍，也是我的心声。幼时读书，曾经有一个故事记忆犹新：古代一名医诊治一位病人后，他的弟子就问，以往先生对这类病人用药，都是要用人参的呀，为何这位病人就变成了黄芪呢？回答是，你观察这位病人的情况，家境一定很差了，用黄芪虽然疗效比人参要差一些，但对于家庭的负担要小得多，病还是会痊愈的；因此，要全面考虑病人的情况呀。及至学到临床课程并进入见习阶段以后，在不断与病人接触的环境中，我越来越深刻地认识到每一位病人都是“社会人”，个体化差异不仅在于生物学方面，同样也在各种社会因素造成的差异中有所体现。因此，要想使对病人的疗效达到最大化，仅仅从医学的自然科学属性去考察，并不是都能够满意的。

这种思想在我进入住院医师阶段之后逐渐得以融入日常医疗实践，尤其是内科轮转结束回到内分泌科之后。随着对疾病相关内容的问诊越来越熟练，我在与病人的交流中逐渐倾向于让病人更多地自由发挥，由此我对病人疾病以外的其他方面了解得就相对丰富；然而这些内容是无法写入言简意赅的病历里面的，终于在一次疑难病例查房之前，我填了一首词一吐胸臆，这便是本书的第一篇《临江仙·忆昔娉婷初嫁日》，在查房汇报中展示以后颇受瞩目。此后一发不可收拾：如果我查房时没有词作展示，有一部分教授还要表示一下轻微的不满；于是填词变成了我管病房查房时的保留项目，实在是我当初未曾预料到的情形。

十余年后，因机缘巧合，我参加了叙事医学的一次研讨会，会上我用前述《临江仙·忆昔娉婷初嫁日》一词举例，讲述了我过往的这些经历和体会，也声明我并不确定这些实践是否属于叙事医学。在场学者纷纷鼓励，均认为这是未曾有人涉猎的领域，其精神与叙事医学不谋而合。此后人文学院李飞老师即邀请我参与研究生叙事医学课程的授课，已历经5年有余，教学效果还是令人满意的。此次编辑成书，其实很大程度上是依据授课内容进一步整理而成的。李飞老师也是一直推动我编辑成书的关键人物之一，她执着于叙事医学本土化，希望我的诗词能够编辑出版，促使更多的临床医生投入叙事医学的实践中去。我仔细斟酌了所有的查房相关诗词，精选并整理了20个病例，并且将其中涉及人名、地域等个人隐私方面的内容统统删去或改写，有些连同词作都一并修改了，以保护病人隐私。因此本书是我与叙事医学结缘的第一部作品，虽然每首词均是倾力创作，但编辑成书可谓是“无心插柳”的结果。

本书依次描述了1例性腺肿瘤、2例低磷血性骨软化症、1例高钙危象、4例胰岛素过敏、4例库欣综合征、1例垂体瘤、1例尿崩症、2例多发性内分泌腺瘤病、3例特殊病因的血糖异常和1例甲状腺毒症。在同类疾病的第一首词的解析中，我特地增加了一小部分相关的科普内容，试图帮助医学背景相对偏少的读者更好地理解。每一首词都体现了我在诊治过程中的心路历程，对病的感悟、对病人的感悟、对生命的感悟……也许仅仅读词很难理解，但读完每首词的解析后再来浏览一下词作，相信每位读者都会有或多或少的共鸣。

尽管力图精益求精，但本书的形式确实前所未有，也是我作为人文学院的客座教授所撰写的第一本教学参考书，缺点、错误在所难免，希望各位读者指正。按照叙事医学创始人丽塔·卡伦的观点，“采取行动”是叙事医学的核心要义。本书的每一首词作，都暗合了这一要义；尽管从形式上来看未免有悖常规。如果本书能够促使临床工作者更多从人文医学的角度考虑问题，则本书已经物有所值；如果真能达到促进叙事医学本土化的功用，则实属本书之大幸也。

2022年初冬

目录

仁心词话

憶昔娉婷初嫁日，冰肌玉骨纖腰，一顰一笑俱妖嬈，濃妝飛燕媚，淡抹素娥嬌。造化弄人巾幗貌，無端遍體多毛，虬髯虎背似粗豪，沈痾何日去，診治看今朝。

臨江儒一首 廣陵遯適

临江仙

忆昔娉婷初嫁日，冰肌玉骨纤腰。

一颦一笑俱妖娆。

浓妆飞燕媚，淡抹素娥娇。

造化弄人巾帼貌，无端遍体多毛。

虬髯虎背似粗豪。

沉疴何日去，诊治看今朝！

（2005年）

临江仙·忆昔娉婷初嫁日（雄激素分泌性卵巢肿瘤）

这是我第一次自发地用词来抒发我对医患之间林林总总不吐不快的胸臆，从现在的认识来看，也许可以算作一种特殊体裁的平行病历吧。

这首《临江仙》，写的是一位罹患雄激素分泌性卵巢肿瘤而导致女性男性化的病人。当时我还是住院医师，也就是最“初级”的医生；但是跟病人交流的机会，其实反而特别多。当时，这位特殊的病人进入病房之后，男性化的体态立即成为我询问病史时紧扣的核心问题——她原本是一个体态非常正常的女性，但是最近几年，自从这一怪病出现以后就开始出现明显的雄性化征象，包括胡须生长，发际开始后移，脸上的油脂分泌逐渐增多，肌肉逐渐发达，虎背熊腰。这种体态的改变造成了她的社交越来越少。但即便在这种情况下，她也很长时间都没有选择去看病，因为她怕被歧视。随着病情发展，男性化表现越来越重，她觉得实在不能再拖下去了，所以，就下决心来到了北京协和医院，很快就被门诊医生要求收进病房住院。住院以后自然是我这个住院医师负责交流，我给她安排了全面检查。等到结果出来时，我心里已经比较有谱：对于这位病人的诊断，虽然在影像学检查上还没有找到任何的提示，但是，总体来说，参考病情类似但数量极为有限的文献，综合分析看，这应该是一个分泌雄激素的肿瘤。那么这个肿瘤的位置到底会在哪呢？理论上说如果不长在肾上腺，就是长在卵巢。这些都是医学方面的进展，而我当时并未特别注意病人的心理状态。有一天晚上我在值班，这位病人突然敲门进来，目的是找我聊天。这一次，我们一聊就聊了两个小时，她把她遇到的很多苦恼，比如她年轻的时候到底如何漂亮，以及她年轻的时候如何因为漂亮而一切顺风顺水，但是现在都变了，跟我统统倾诉了。自从得病之后，男性化对她造成的困扰是巨大的，无论是来自家里及社会的压力，还是在工作单位遭受到的各种歧视，都让她觉得难以生活下去。最终，她不得不鼓起勇气前来就医，也就是说，北京协和医院几乎就是她最后的希望。那么我呢，当时就安慰她说，这个病我们一定有办法，一定会尽最大努力帮她想办法，而且我认为这个病我们能够解决。其实总体来说，肯定是需要手术来解决问题，只是还需要确定手术到底做哪里。因为对肾上腺影像学检查结果的分析，我们从经验上来说是比较有把握的，但在肾上腺的CT检查结果中并没有任何的发现，所以我当时认为，她应该是在卵巢上长了一个很小的肿瘤，但是这个肿瘤分泌雄激素的能力是非常强的。

我当时就在想，既然已经给病人一个这么强的希望，我如何在没有影像学证据的情况下，就能够说服妇产科医生把这个手术给做了呢？这一点是让我觉得比较为难的地方。常规来说，我们内分泌科的疑难病病人都要经历一次全科大查房。这位病人大查房的时候，我们请了泌尿外科医生，也请来了妇科内分泌的郁琦大夫。郁琦大夫是我的师兄，他是81级的，请他来一起查房的目的就是希望他能够把病人转去妇科内分泌病房手术。但我们其实并没有把握他是否愿意做这个手术。因为毕竟在没有影像学证据的情况下，如果做了手术而病情没有好转的话，对于手术者来说是颇为尴尬的。在大查房之前，我突然把这首词给填出来了，于是我在大查房的时候，就把这首词展示给了所有的专家，包括郁琦大夫。这一展示，在我们科也是史无前例的第一次，所以让大家都非常地惊讶；而这个时候，应该说把查房气氛烘托到了一个比较高的水平。当然我不知道郁琦大夫当时是不是受到这个感染，总之他非常痛快地说："这位病人我们转过去手术。"于是这位病人就非常顺利地被转到了妇产科，进行了手术。虽然她的肿瘤非常非常小，手术中发现这个肿瘤实际上不到0.5厘米，但手术做完以后，第二天查雄激素就已经迅速地降到非常低的水平了。所以在这个手术以后，她的这一顽疾就被完美地解决了。当然，应该说那时候的我还是年少气盛，所以才有了这个下阕的最后一句："沉疴何日去，诊治看今朝！"换到现在，是无论如何不敢说出这一句的。这位病人应该说是非常幸运的，我们的策略也是非常成功的，而妇产科大夫也非常"给力"，在多方面共同努力的情况下，我们解决了这位疑难病病人的问题。但是并不是每次我们都能够这么圆满地解决问题，这很可能就是做医生所不得不面对的客观现实。

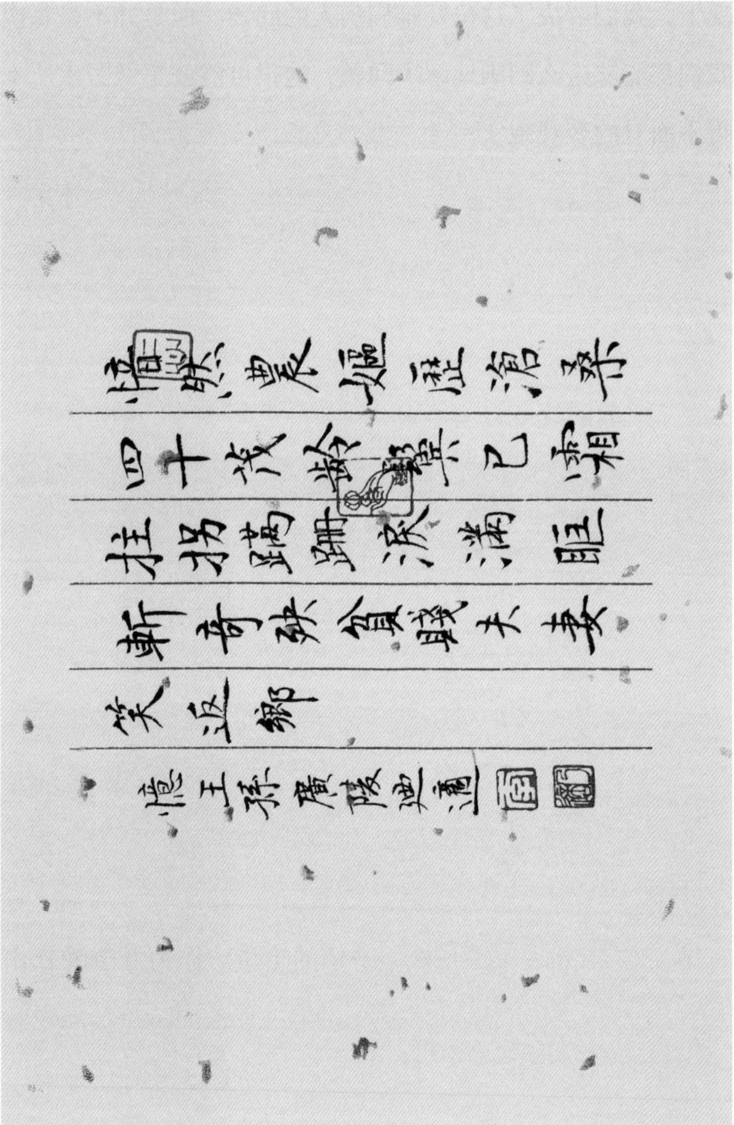
憶然農嫗歷滄桑
四十茂齡鬓已霜
拄拐蹒跚淚滿眶
斬奇殃貧賤夫妻
笑返鄉
憶王孫 廣陵迦適

忆王孙

愔然农妪历沧桑，

四十茂龄鬓已霜。

拄拐蹒跚泪满眶。

斩奇殃，

贫贱夫妻笑返乡。

（2014年）

忆王孙·愔然农妪历沧桑（肿瘤性低磷骨软化症）

这位病人患上的是一种罕见病，称为肿瘤性低磷骨软化症。罹患这种疾病的病人往往有骨软化的典型临床表现，在比较严重的情况下，骨骼就会发生变形，特别是双腿，要么表现为“O”形腿（膝内翻），要么就表现为“X”形腿（膝外翻），双腿几乎不能支撑起身体的重量。作为低磷骨软化症的一个亚类，这类病人具有低磷血症的共同特点：出现肢体非常无力的症状。所以病人即使拄拐走路其实也极为困难。一般来说，这类疾病都是成年以后发生的，病因是体内长了一个激素分泌性肿瘤。该肿瘤分泌一种称为成纤维细胞生长因子23（FGF-23）的特殊激素，把血液中的磷从肾脏持续往外排，排入尿中，这样血磷就会明显降低，而尿磷就相应升高。因为体内缺少磷，钙与磷的平衡就会出问题，沉积到骨组织上的钙和磷就会减少，时间一长，病人就会出现骨软化的症状，骨骼的强度也就明显变差。

对这位病人刚住院的情形，我迄今仍有很深刻的印象。当时我对着病人看了一眼，然后我就问护士："这是我们组的新病人吗？"护士说是，然后我的印象呢，就是这是一个60岁的病人啊。等到第二天，住院医师汇报病例的时候说病人年龄40岁。我当时觉得很奇怪，心想一定是这个住院医师太不认真，年龄怎么能写成40岁了呢？我就想要纠正她。但是不仅该住院医师说病人是40岁，其他人也都说是40岁，所以我很惊讶，去查房的时候还特地核实了一下，果然无误。尽管如此，单看相貌判断，两鬓斑白，绝对会误以为病人有60岁甚至70岁，这也是"四十茂龄鬓已霜"的由来。陪床的是她的爱人，看起来也就是四十几岁，对她非常好，简直可以说是无微不至。一两天下来，整个病房的医护人员基本上都被这对夫妻所感动。当时，我们病房的条件其实是非常不理想的，房间里没有卫生间，整个一层病房只有一个公共卫生间，每次她去公共卫生间的时候，我们都能看见她爱人在扶着她慢慢走，毫无怨言。尽管如此，因为病人走路特别地疼，所以即使借助了助行器，仍然能够从她的表情看出来每走一步所付出的艰辛。我们查房的时候多次看见她撑着助行器，步履蹒跚，疼得满含眼泪的模样，让人觉得感同身受。当时我旁边的一个研究生就跟我说，“我们一定要帮她解决问题啊……”就希望能把这个导致血磷降低的瘤给找出来。然而，这类疾病最困难的就是找肿瘤的位置。就在十几年前，我们找到这类肿瘤其实是极为困难的。我国的第一例，是张孝骞教授在1977年明确诊断的。当时住院医师在病人的腹股沟部位（大腿根部）触诊时发现了一个肿块，主管病房的白耀大夫请张孝骞教授来查房，老张大夫复核查体后立即判断这个肿块就是肿瘤性低磷骨软化症的病因，他当时就跟住院医师说，你们到图书馆的某处去找一本杂志，是某年某月某期，大概在某页，有一个报道非常类似，于是住院医师查完房就立即去了图书馆，果然在老张大夫提及的地方找到了一篇病例报告，说的就是一个体表的肿瘤，引起了低磷骨软化症，切完肿物之后这个问题就解决了，于是大家对老张大夫佩服得五体投地，立即请了外科的朱预教授，他很爽快地把病人转到外科去手术了。

请外科手术切除肿物以后问题就解决了，这是第一例。在这之后，应该说几乎是27年内，我们每每碰到类似的病人，就开始从头到脚地摸，摸来摸去，加上第一例，据说一共也就发现了三例。到2000年前后，我们医院核医学科研发出了一种新的核素显像技术——生长抑素受体核素显像。这种核素显像技术，本身不是针对这个疾病的，但2004年我科张化冰大夫从文献上查到，该技术也可用于这类疾病的检查，而且敏感性和特异性也还不错。于是他们就给当时那位病人做了这项核医学检查。一检查之后就发现了他的大腿深处有一个肿瘤，而这个肿瘤如果仅靠触诊无论如何别想发现。所以在这之后大家豁然开朗，可以用这个技术找引起低磷骨软化症病人的肿瘤。这之后的3年内我们就诊断了差不多200例这类病人，包括联系了原来没找到病因的病人回来复诊，其中相当一部分做完该检查就发现了肿瘤所在，并通过外科手术切除解决了问题。但是，仍然存在一些用该显像技术也未能找到肿瘤的病人。对这位病人，我们就以最快的速度给她约了生长抑素受体核素显像检查，然而结果却是阴性。于是我们又立即联系核医学科，约上了尚处于研发阶段的、用放射性镓标记的生长抑素类似物作为显像剂的PET-CT，所幸顺利找到了肿瘤，接着立即请骨科迅速把这一肿瘤手术切除。术后第二天血磷就恢复到接近正常的水平了，病人的无力症状也明显缓解。虽然说骨软化的恢复还尚需时日，但是乏力的症状已经接近完全缓解，而疼痛的症状也缓解了许多。她出院当天，我们上午常规查房时去看她，她的爱人正在收拾行李，夫妻俩都微笑着表示感谢。目送“贫贱夫妻笑返乡”，让我们也感到十分欣慰。

波光萬頃雲煙澹蘆花
映日千般艷秋水碧如天
斯人獨晝眠翻身猶噬
骨瘤影終湮沒幸得配
方磷緩行翠泊濱

菩薩蠻配方磷 延適

菩萨蛮

波光万顷云烟澹，
芦花映日千般艳。
秋水碧如天，斯人独昼眠。

翻身犹噬骨，瘤影终湮没。
幸得配方磷，缓行翠泊滨。
（2016年）

菩萨蛮·波光万顷云烟澹（不明原因低磷骨软化症）

这首词描述的也是一位低磷骨软化症病人。

如前文所述，尽管低磷骨软化症按目前标准来说是一类非常特殊的罕见病，病例数在我们北京协和医院其实还是比较多的，在内分泌科是一个非常经典的病种。如前所述，这个病在中国最早的一例实际上是反映张孝骞教授临床能力的经典传奇，也是全球第八例。

生长抑素受体核素显像用于低磷骨软化症的肿瘤定位显

然是该疾病诊治的重大突破。虽然新技术让我们取得了非常重大的进展，原先相当一部分只能对症治疗的病人现在能够对因治疗了，绝大多数低磷骨软化症病人顺利康复，但是，也并非所有病人的问题都能被完美解决。一部分病人依然未能找到致病的肿瘤；也有一部分病人虽然顺利找到了肿瘤，但是这个肿瘤从技术上来说不能彻底手术，或者因为手术难度太大导致不能完全切除，这就完全取决于肿瘤的性质和受累部位了。还有另一部分病人，属于遗传性的低磷骨软化症，低血磷不是因为肿瘤引起的，这类病人通常来说年纪都比较小，多数在儿童期就起病了，因为它毕竟是基因的问题。

当我在某一轮管病房时恰恰遇上了这样一位病人。这位病人16岁，来自于西南地区一个非常著名的美丽湖泊风景区。

根据病人父亲的描述，他们的家乡，湖边风景极度迷人（于是我“脑补”了“波光万顷云烟澹”），到芦花盛开的时候绝对堪称风景如画（于是脑补了“芦花映日千般艳”），他们家就在湖边，自食其力，长期过着无忧无虑的生活。他的儿子也自幼在这悠然自得的环境中长大，一如该地区其他居民。然而，这个孩子从十三四岁开始莫名其妙地出现乏力的症状，两年来病情逐渐进展，基本上已经不能走路了，于是只能辍学，完全躺在家里面，被动成了一名“宅男”，基本上跟外界也没有什么交流，情绪低落到极点。所以，即使环境优美，“秋水碧如天”，但这位病人经常是白天睡觉（“斯人独昼眠”），晚上上网独自打游戏，人已经极为颓废，还染上了吸烟的恶习。病人非常痛苦，而他的全家也非常痛苦和担忧，不仅是对他的病情担忧，还有对他成长的担忧。

病人入院以后，我和病人的交流实在不能算理想，他沉默寡言近乎惜字如金，实际上直至出院也未能够打开他的心扉。然而他反复强调一件事，倒是极为符合低磷骨软化症的临床特点，就是翻身的时候疼痛极为明显，简直像骨头被一口口吃掉一样的疼痛，痛不欲生（“翻身犹噬骨”）。我们确立了低磷骨软化症的诊断以后，就是要明确病因，到底是肿瘤导致的还是遗传造成的疾病状态。但病人这个年龄其实让我们觉得非常“尴尬”：如果病人年龄更小一些，那么我们会考虑是遗传性问题的可能性大；而如果年龄再大一些，就应该主要筛查肿瘤性病因。而他处于这个年龄，说是基因问题的话，起病实在太迟，说是肿瘤性骨软化症，年轻到这个程度的这类肿瘤，也是凤毛麟角。于是我们就不得不双管齐下从头查起，但我打心底里希望他是肿瘤性的，这才有根治的希望。但是事与愿违，我们用了种种手段，包括在生长抑素受体核素显像基础上发展起来的镓-68标记的PET-CT检查，也仍然没有找到肿瘤，所以最后是“瘤影终湮没”。对因治疗未能成功，我们只能施行对症治疗，帮助病人取得症状上的一部分缓解。因此精确计算后给他用上了配方磷，就是我们的中性磷合剂。用药以后这个病人血磷终于能够恢复到一个正常低限的水平，于是让他出院了。

数月以后，他父亲带着病人的检验报告，门诊随诊后找到我，告诉我病人已经能够拄拐出门到湖边晒太阳，情绪好了太多太多，并且改掉了很多像抽烟这样的恶习，全家都宽慰很多。“幸得配方磷，缓行翠泊滨。”于我们来说也是一种慰藉。虽然限于目前的科技水平，限于我们的能力，并没有完美地解决问题，但总算给病人带来了一定的帮助，这也许就是医学的意义吧。

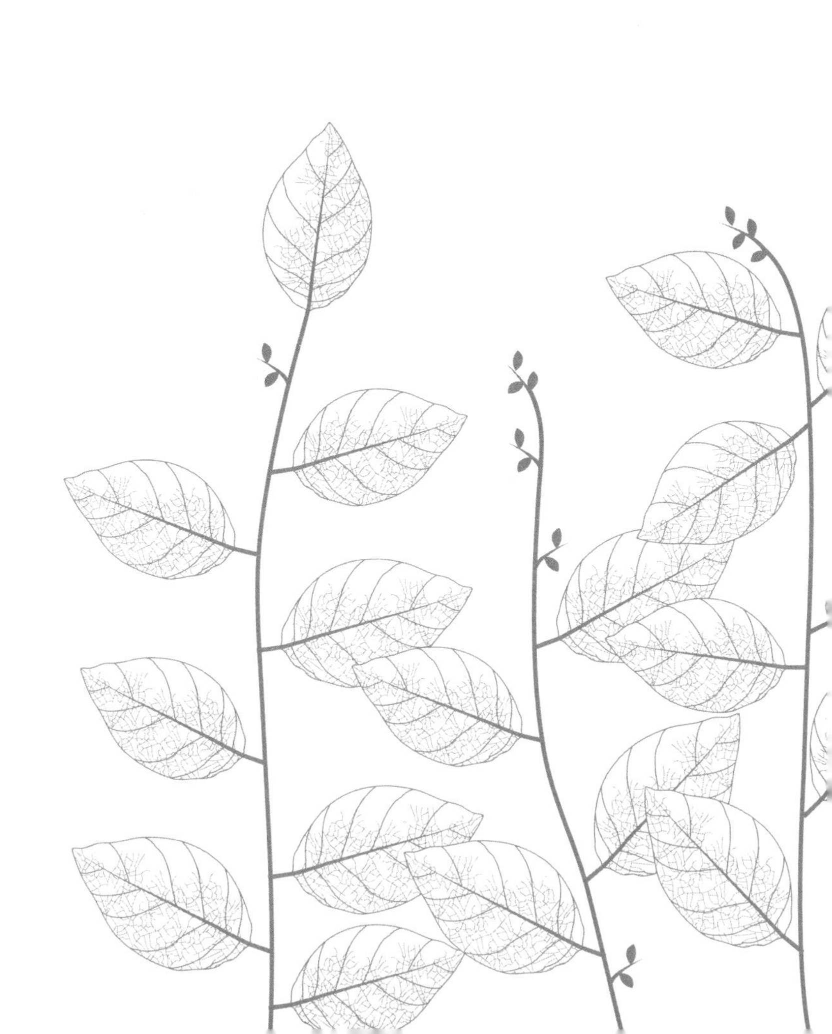

年芳豆蔻皓腕明
眸蓮步走高鈣疑
雲峻吐羸軀一縷魂
膦鹽威武鈣落神
清堪熱苦骨髓藏
凶一柄銀針捕罪蹤

減藺高鈣

减字木兰花

年方豆蔻，皓腕明眸莲步走；
高钙疑云，峻吐羸躯一缕魂。

膦盐威武，钙落神清堪热苦；
骨髓藏凶，一柄银针捕罪踪。

（2017年）

减字木兰花·年方豆蔻（肿瘤性高钙血症）

这是一个十分凶险的高钙危象的病例。

那是一个周五下午，我因为曾经援藏而被要求参加一个医院工作会议，会议正在进行中的时候，突然病房给我打电话，是住院医师说新收的病人病情很危重，没有把握，希望我回病房把下关。于是我趁着会议间歇赶紧飞奔回病房，住院医师立即汇报了新病人的情况：15岁女性，以高热入院，之前在急诊查血电解质发现高钙危象，总值班医生会诊并请示主任以后收入病房。去看新病人：这是一个女中学生，尽管天生丽质，但看起来真是奄奄一息，虽然尚能对答切题，高热之下精神状态却已极度萎靡。就在我进行重点查体几分钟之后又剧烈呕吐一番，真可谓“峻吐羸躯一缕魂”。我表面上不动声色，心里却是暗暗叫苦的。内分泌疾病可以叫做“危象”的，一般来说都是可能危及生命的；偏偏在一个周五的下午收入病房，很多检查实际上没法进行，而且周末两天很可能也同样没法进行，这是增加危象病人的风险度啊，更何况这位病人高热达40℃。我只能安慰自己又被信任上啦……病人目前最危险的仍然是高钙危象，首先要把血钙降下来，降到安全范围避免生命危险，然后才有机会查出病因。于是我要求使出所有降钙“常规武器”，包括尽可能地大量输液，降钙素注射，呋塞米择期使用……但我想想还是不放心，于是我特地安排加上了“核武器”——双膦酸盐。双膦酸盐降钙的效果呢，并不是立竿见影，但是它起效后会持续一段时间，有可能留给我们一个“窗口期”来查清楚高钙危象的病因。最终效果还是不错的，在多管齐下的方案实施之后，一个周末病人血钙就下降了许多，暂时脱离了危险。到周一早查房的时候，血钙已经正常，体温也暂时降到了37℃，精神状态已经和危象时不可同日而语……我暗自欣慰最强方案的疗效还是值得信任啊！

危象缓解了，下面一步就是争分夺秒地找出“高钙疑云”的病因。而病人的化验结果显示，血钙高的同时，血甲状旁腺激素低至测不出，因此高钙血症绝非由内分泌常见的原发性甲状旁腺功能亢进症引起，一定是一个其他的肿瘤分泌了一种非常类似于甲状旁腺激素的物质，而导致血钙升得很高。而寻找这样的肿瘤又是一个非常艰巨的任务，并且这个肿瘤一定不是常规的内分泌肿瘤，甚至于可能不是实体肿瘤。这件事却并非内分泌科所擅长，也并没有常规套路可循。于是，我们这组的所有医生都问我，你认为这小姑娘到底应该是什么病？我直说我不知道，这种情况的病因鉴别不是我一个内分泌科医生擅长的。但是他们并不放过我，所有人逼着我猜一个。不得已，我只好跟他们说了我的直觉，我说，这病人很可怜啊，她瘦得很厉害，精神状态这么差，消耗这么大，说明病情进展其实非常快，同时还有非感染因素造成的高热，高热的一种可能也就是这个疾病破坏性太强呀。因此，病因应该是一个比较恶性的肿瘤，这个肿瘤应该生长得比较快，这样它才能短期内导致高钙，并且因为肿瘤破坏，造成的发热情况就会比较严重。然而还是不被放过，所有病房医生一定要让我说一个病，我只好说，你要我猜的话，要么就是淋巴瘤，要么就是白血病，而白血病的可能性大，因为白血病更加凶险。

接着我因势利导地要求住院医师抓紧时间安排骨髓穿刺，如果凶险的疾病能够得到及时诊断和早期治疗将有可能得到最好的疗效。我们查房一结束，住院医师立即就给她安排做了骨髓穿刺。骨髓室的同事也非常“给力”，当天下午，我们到骨髓室查询她的检查结果，已经能够明确诊断就是一个M_2型的急性粒细胞性白血病。真可谓“骨髓藏凶，一柄银针捕罪踪”！第二天，我们就将她转到了血液科进行进一步的化学治疗。尽管说这个结果对病人和其家庭的打击仍然是非常大的，但对于这位病人来说，她还是获得了最好的结果，毕竟我们明确了诊断，而且还是一个可治的疾病。尽管化学治疗的过程还是非常痛苦、非常艰辛的，但是毕竟还有希望。最后这位病人在做了数程化疗之后，病情还是得到了有效的缓解，而血钙再也没有升高。

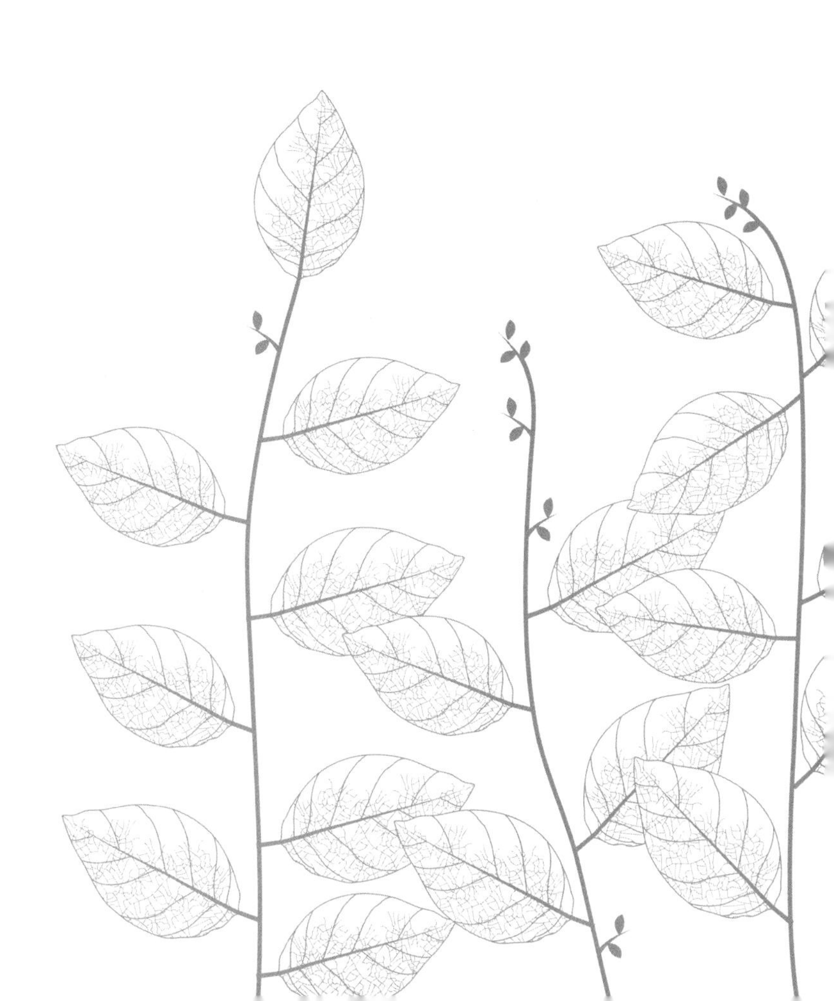

終日苦彷徨，竭慮殫精降血糖。受命傾危胰島素，悲涼。奇癢風團罄驗方。

無奈黯容光，數載奔波兀自傷。懨懨淺嘗脫敏策，惶惶。病去如煙禍跡藏。

南鄉子　胰島素過敏　迺適

南乡子

终日苦彷徨，
竭虑殚精降血糖。
受命倾危胰岛素，悲凉……
奇痒风团罄验方。

无奈黯容光，
数载奔波兀自伤。
惴惴浅尝脱敏策，惶惶。
病去如烟祸迹藏……

（2017年）

南乡子·终日苦彷徨（难治性胰岛素过敏）

这首《南乡子》，写的是一位难治性胰岛素过敏的病人。胰岛素过敏这种疾病，对我来说有着特殊的意义：我第一次写内分泌领域的临床论文，主题就是胰岛素过敏。那是2004年，我还是内分泌科住院医师，第一次接触到胰岛素过敏的病人，在上级医生的指导下，通过对既往病例和文献的复习，拟定了该病人的诊疗计划并顺利对其实施了脱敏治疗。现在看来，2004年对那一特殊病例的处理，可以说是完成了住院医师期间从知识积累到能力提升的蜕变。从此有关胰岛素过敏的每一篇中英文文献我都会设法在第一时间查到原文细细品味。而与此同时，发表论文以后，接诊的胰岛素过敏病人也不断增多，临床经验也不断提升。2008年，我在迫不得已时设计了一套用便携式皮下胰岛素泵进行胰岛素脱敏的治疗方案，相关论文发表后逐渐在全国推广开来。后来再从宏观视角来看才发现，国际上此前其实并没有真正用皮下胰岛素泵进行脱敏治疗后改回多次皮下注射胰岛素方案的先例。积累数年后，我又完成一篇非常实用的胰岛素过敏诊治策略的综述写作。至此，对于绝大多数胰岛素过敏病例，我在门诊见到时的心情已经与一般的2型糖尿病病例殊无二致了。

在全世界范围内，从1978年人胰岛素出现到现在为止，有关胰岛素过敏的报道大概不足400例，而我经手的已经有100多例了，一般的胰岛素过敏病人收入院以后，我基本上只需要按部就班，到实际操作脱敏治疗时都不需要我自己出动，住院医师就可以把这事轻松搞定，一般来说，即使不能达到症状完全消失，也可以将症状减轻到至少不影响日常生活。所以当时还是很志得意满的。但是从2014年我回国之后，门诊遇到的胰岛素过敏病人越来越多，而我却越来越看得害怕，因为即使是在门诊的数十分钟接诊时间内，我就已经判断出用我总结的屡试不爽的诊疗对策“三板斧”未必能解决问题了。我后来总结，可能发生这种情况的最重要的原因是高铁建起来了，所以交通发达了，全国最复杂的胰岛素过敏病人全来了。同时，资讯也发达了，我的诊疗方法和思路已经写了论文推广出去了，很多地方都能做，因此跑到北京来看病的，大多是用常规办法未能奏效的……于是，我有的时候只能硬着头皮尝试，因为这些都是超级难治的胰岛素过敏病例了，这首《南乡子》描述的病人就是其中一例。

上阙说的是她原来的情况，“终日苦彷徨”，天天发愁怎么降血糖，最终用上胰岛素之后，一下血糖就下来了，很高兴，但是用了没多久发现悲哀的事出现了，一针扎进去，风团就出现，奇痒无比，这个风团就是皮肤上起的一个红红的凸起的皮疹，痒得要命，那么胰岛素过敏的诊断基本上就差不离了。病人到我们医院来了一趟，很快就被收住院，当时的主治医师给她尝试着进行了脱敏治疗。但是，她的很多临床表现并不典型，同时化验结果显示她的胰岛素特异性IgE

抗体均为阴性，因此并不像一个单纯的Ⅰ型变态反应。Ⅰ型变态反应原则上是可以用脱敏治疗的，而其他型的则未必适用。尽管胰岛素过敏80%以上甚至说90%以上都是Ⅰ型变态反应，但是这位病人的脱敏治疗当时能用与否，其实是有争议的。事实上这种情况下还是用了，并且确实基本解决了问题，虽然并未达到彻底的程度，但她的症状还是大部分缓解了，可以吃饭，有时候注射点有一点痒，血糖基本上可以接受，在联合口服药治疗的情况下也算是解决问题了。

然而，过了几年病人血糖进一步升高，问题就再次暴露了。病人发现胰岛素剂量根本加不上去，只要加一点上去，先前的所有症状就全部涌现出来了。所以她又来住院，住院的时候偏偏发生了未曾预料的情况，其实也是沟通不畅的问题造成的。当时管她的一位轮转医生看了她以前的病历，对下一步治疗完全没有信心，然后就跟她说，我们真不能保证能成功。本来这也是一句实话，但以低落的情绪跟病人交流之后，病人万念俱灰之下直接选择了自行出院。按她后来的描述，出院以后她把北京市其他所有医院的内分泌科门诊看了个遍……最后，某个医院的接诊医生指着电脑搜索的结果跟她说，你还是去北京协和医院内分泌科找李乃适大夫吧……但她这时发现协和没有我的号了，到门诊一问，才知道我出国了，归期未知。心情可想而知。

然而她仍然锲而不舍。在我回国之后，终于有一天，她在门诊看见我了，一把抓住我，激动地说道："我可找着你了！"我一看，立即想起了她是谁，于是就给她加了一个号，但我声明说，我可以看，但有没有办法我不敢说。仔细接诊以后，我说："我没有把握，等到我管病房的时候，我把你收入院，到时我们可以试一试。"

终于等到了我再次管病房，于是我按正规程序将这位难治性胰岛素过敏病人收入院。血糖高的程度显而易见不能接受，而口服降糖药联合治疗已经到了极限，这意味着以用胰岛素为主的治疗方案势在必行。初步检查完成以后，我琢磨了很久下一步到底应该怎么办，实在是没有先例可循。她的过敏症状有一个十分奇怪的特点，即她出现过敏症状体征和的时间，经常是在注射后长达96小时左右，这时才会出现局部的风团，而这种情况是我以前从未见过的。这也是为什么说她不是Ⅰ型变态反应的原因。尽管当时已经有发布于《柳叶刀》的一篇文献，其中描述了尝试对一例属于Ⅳ型变态反应的病人进行脱敏治疗并获成功的病案，但我们这位病人的问题不仅是理论上的，更是具体实践操作方面的困难。我们的传统常规脱敏方案是什么？15分钟给病人注射一针稀释的胰岛素，如果未出现任何过敏表现，则缓慢增加剂量，如果有诸如风团等过敏表现，则降低剂量并延长注射的时间间隔，先用同一剂量，下一次再以更小增幅的剂量注射。然而，这位病人的特殊性在于她的过敏反应表现一般在注射约4天后才发生，造成了出现症状时病人都很难记住准确的注射时间。这样一来，不用脱敏治疗不能解决血糖控制的问题，但尝试脱敏治疗的话，不仅是理论基础不够，实践操作也没有任何依据可循。

如此奇特的病人是必然要提交内分泌科大查房的。那么，以什么方案作为我们病房的主推意见提交大查房呢？我想来想去，我觉得这位病人还是值得试一下脱敏治疗的，反正我也没其他办法嘛。于是我就给她胳膊上画了一个“十六宫格”（比九宫格横竖各多一排），然后挨着顺序打胰岛素，打上之后列表填时间，让住院医师每隔一段时间观察一下临床表现，看每个点什么时候开始出现过敏反应，我就等着看她出现过敏反应的时间，这样我至少知道具体隔了多长时间出问题、在哪个剂量出的问题，我就有了具体目标去调整。本来我是准备先提交大查房，得到大多数教授认可以后再开始实施这一原创方案的，但是不巧那周的大查房被取消了，那我就只能硬着头皮直接开始实施脱敏方案了。因为不可能按照每96小时注射1次的方案进行脱敏，否则病人估计住3个月都别想出院。我的方案安排的是每6小时注射1次，从稀释到10^{-6}开始，然后观察到底从哪个剂量开始出现过敏反应。结果一直到胰岛素剂量加到了原液1单位的时候，愣是什么反应都没出现，这下我高兴了，这是差不多了，因为到1个单位不出问题的时候，基本上问题不会太大，如果到4个单位不出问题的时候，后面的希望就很大了。这样，胰岛素剂量居然就这么一路加上去了，什么不良反应也没出现，解决了，所以当时所有人都大喜过望。以这一进展去提交大查房，自然很容易顺利通过。查房的时候我就把这首词展示出来了，大家都很高兴，觉得老大难的问题居然莫名其妙地、不着痕迹地就解决了，问我到底什么原因能够这么顺利。

我老老实实地回答，这首词就是我的心路历程，虽然她在奔波很受伤，但是其实我的心态是什么？我其实惶惶不可终日，因为我自己发明了一个方法，这个方法没有任何的文献依据，就是我自己拍脑袋想的，根据原理我想出来的，但是行不行我完全不知道，但是莫名其妙地就见效了，为什么这么顺利我也不知道。而且我其实担心的是她既然能莫名其妙地恢复了，她未来同样可能不知道什么时候就莫名其妙地再犯……难道她还会找别人吗？还是我呀。但是我真的能解决吗？不知道……所以这词的最后一句“病去如烟”形容不知道怎么回事就不见了，但是“祸迹藏”……所以这是我诊治这位病人的复杂心路历程。当然不管怎样，这位病人的问题解决了，无论如何都是一个非常可喜可贺的结局。

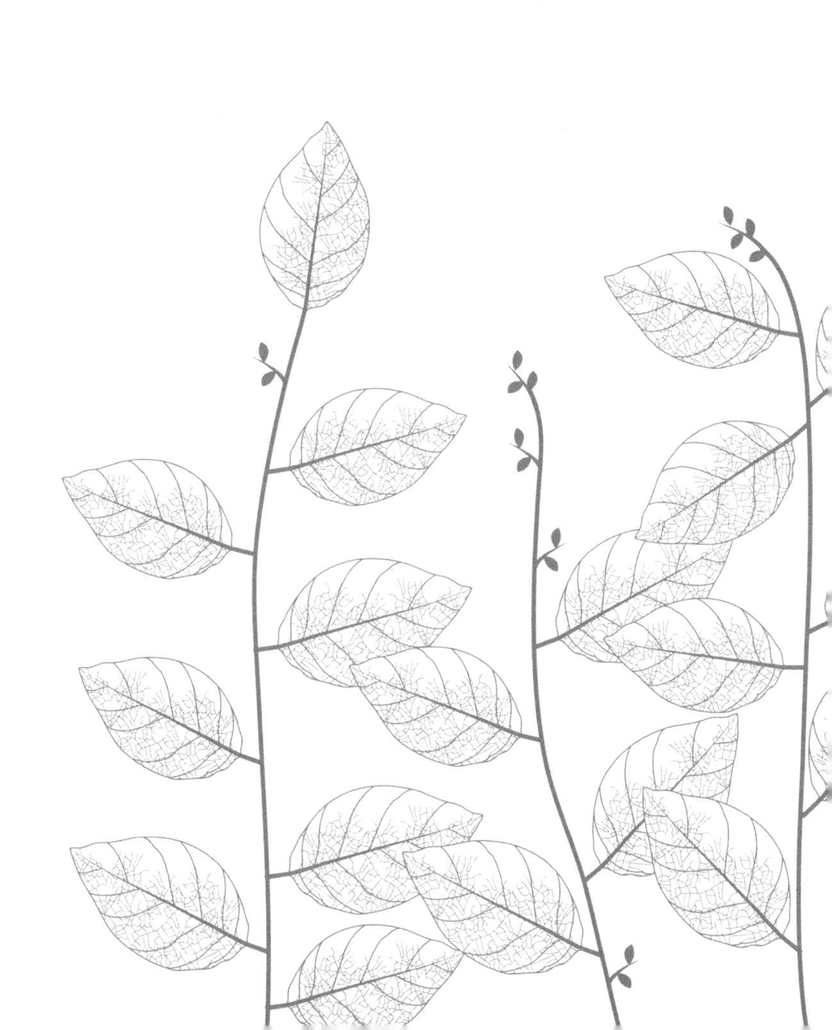

消渴十年身欲暮沈痾漸入膏
肓主妙手回春胰島素糖降甫
難禁瘙癢終拔箸脫敏巧成心若
舞風雲叵測知難助敢問脂肪儒
逝處情如故知其不可窮尋路

漁家傲 胰島素相關脂肪萎縮 洒適

渔家傲

消渴十年身欲暮，
沉疴渐入膏肓主。
妙手回春胰岛素？
糖降甫，难禁瘙痒终投箸。

脱敏巧成心若舞，
风云叵测知难助。
敢问脂肪仙逝处？
情如故，知其不可穷寻路。

（2016年）

渔家傲·消渴十年身欲暮（胰岛素致脂肪萎缩）

这首《渔家傲》，写的也是一位极特殊的胰岛素过敏病人。这位病人的诊断是胰岛素注射诱发的脂肪萎缩合并胰岛素过敏。

这位病人是我在第二轮管病房的时候碰到的，其实当时年资还不太高。这位病人也是因10年糖尿病没好好控制血糖，终于进入了不用胰岛素已不能很好控制血糖的阶段。用了胰岛素以后血糖是降了，但是痒得要命，最后不得不放弃使用胰岛素。显然这位病人血糖很快又高到了不能接受的程度，于是来看了门诊后被收入病房，收住院之后一查，发现胰岛素特异性IgE为阴性。但是，对病人进行胰岛素制剂的皮试均诱发了不同程度的过敏表现，并且注射后很快发生。因此，病人并非最典型的Ⅰ型变态反应，也很难将其归类为特征性的某型变态反应。因为这位过敏病人不是典型的Ⅰ型变态反应，这样能不能做脱敏治疗其实是难以抉择的。最后想了想，我还是没有其他合适的处理方法，而病人又特别积极，部分原因是病房中另一位胰岛素过敏病人脱敏治疗成功顺利出院了。最终我们只能给她脱敏治疗试试，用了最传统的脱敏治疗方案。尽管我们信心并不足，却也脱敏治疗成功了，这是让我非常意想不到的事情，于是一周就解决问题了，请她出院。她也很高兴，但是如同前一篇所述，可以莫名其妙变好，也就意味着以后莫名其妙变坏也是完全可能的。果不其然，“祸迹藏”的事情就出现了。

大约5个月以后，有一天我在门诊正如往常一样看病人，她突然闯了进来。闯进来以后就立即对我说：“李大夫你看！”我当时一脸愕然，不知道她要干嘛，她突然把衣服一掀，我顿时傻眼，她肚脐左右各一个大坑。在注射胰岛素的地方，腹部的皮下脂肪彻底消失了。虽然我一看就明白这种情况应该是胰岛素注射引起的脂肪萎缩，但这种病人的比例低到了极点，我在那之前也没见过，文献上看过一两例，也并未有时间精读，因为发生率实在是太低了。我当时立即说，算了你别用了。正好我们那时候又有了一两种治疗糖尿病的新口服药，我就给她换了包括新药在内的口服降糖药联合治疗方案，一两周后，血糖依然是可以接受的水平，比胰岛素注射方案差得不是太多。当时我心想，还好这新药来得及时。那么这脂肪哪去了？接下来会怎么样？我全然不知，我只知道这口服降糖药联合治疗方案总有一天要挡不住的，但是当时我也只能走一步算一步。

就这样过了好几年。终于不出我所料，门诊又看到她了，果然血糖又控制不佳了，因为糖尿病毕竟是一个逐渐进展的慢性疾病。我恰好正在管病房，就只好又硬着头皮把她收住院了，并调侃式地安慰已表露出畏难情绪的管床住院医师道：“我不入地狱谁入地狱？”心想我即便不能解决问题，也要想尽一切办法。收进病房以后，我就开始发动所有住院医师、实习医生和见习医生，我们先把有关胰岛素注射以后发生脂肪萎缩的所有文献报道全部下载下来精读，再把我们医院以前出现过类似情况的病人的病历，从病案科借出来仔细分析。我们一共就6例，而文献查来查去就那么十几篇。彻底钻研以后，明白尽管有若干种办法，但没有一种是明确有效的，各文献的观点还经常不一致。我读完了所有文献后的最终结论是，对不同人来说有效的办法不一样，我哪知道哪个办法会对她有效呀！最终，我犹豫很久后，决定用最简单的办法——更换胰岛素剂型来处理。我们打算用一个新的胰岛素类似物，这种制剂以前她没用过。那往哪儿注射呢？因为肚皮显然已经没法注射了，两个大坑占据了太多面积。我决定试试大腿外侧。因为常用胰岛素注射部位就是腹部、上臂和大腿外侧，而上臂注射区一般自己单独操作难度很大，大腿外侧反而是首选的注射部位了。我的想法是在病房里注射几天，看看是否会迅速出现不良反应，结果，第三天就发现她大腿外侧注射点也开始有点反应，尽管不重，但跟她最初出现胰岛素过敏的时候反应非常类似。虽然觉得大事不妙，但是想想我也没有其他对策，就跟她商量说，你先出院，每个月回来门诊随诊，先观察着再说吧。

一个月后，这位病人按时回来门诊随访，仔细观察大腿外侧注射部位，这个地方看起来至少并未发生进一步的萎缩，萎缩了一点点是有可能的，但是极不明显。看到没有特别的变化，我稍稍安心了一些。我就跟她说，再观察观察吧。结果接下来她就几个月没来，我当时想到这事的时候心里还很不安，生怕她出现什么进一步不良反应。结果到第四个月的时候，她突然来了，到诊室之后还是表现出了她自己的风格，叫了声“李大夫”就把衣服撩起来了。这次我又一下傻掉了，原来的大坑恢复了一大半。尽管我也大喜过望，但我依然不知道是怎么回事。

这次她对我真是千恩万谢。我说，你别谢，我其实都不知道怎么回事，就是你运气好。尽管当时我总结发现有文献说这样有用，但是更多的文献说这办法没用，我们试了一把居然也算成功了，那就太好啦！回想起来，当时我们总结文献时几乎绝望，觉得这个病人几乎已经没有其他可行的方案了，所以尽管这条路可走通的可能性并不大，那也得试试。但其实我只是希望病人能够使用胰岛素而脂肪萎缩不要继续恶化即可，并不奢望脂肪萎缩还能逆转。结果居然不但试成功了，而且持续若干年的脂肪萎缩还能好转，这实在是意外之喜。

而当时将治疗方案提交大查房的时候，其实不少医生认为，如果病人依从性不佳的话，这样试用是否妥当需要慎重考虑。我和病人也坦诚交流了我的看法和顾虑，最终决定试一下，也许能闯出一条路来呢？大查房前填的这首《渔家傲》也正是我的真实心态：“情如故，知其不可穷寻路。”

这位病人最终得到了一个非常欣喜的结果，再过了3个月之后随访时，衣服掀起来后已经完全看不出来肚皮上那俩大坑了，感觉就像她从来没出过任何问题一样，圆满解决。

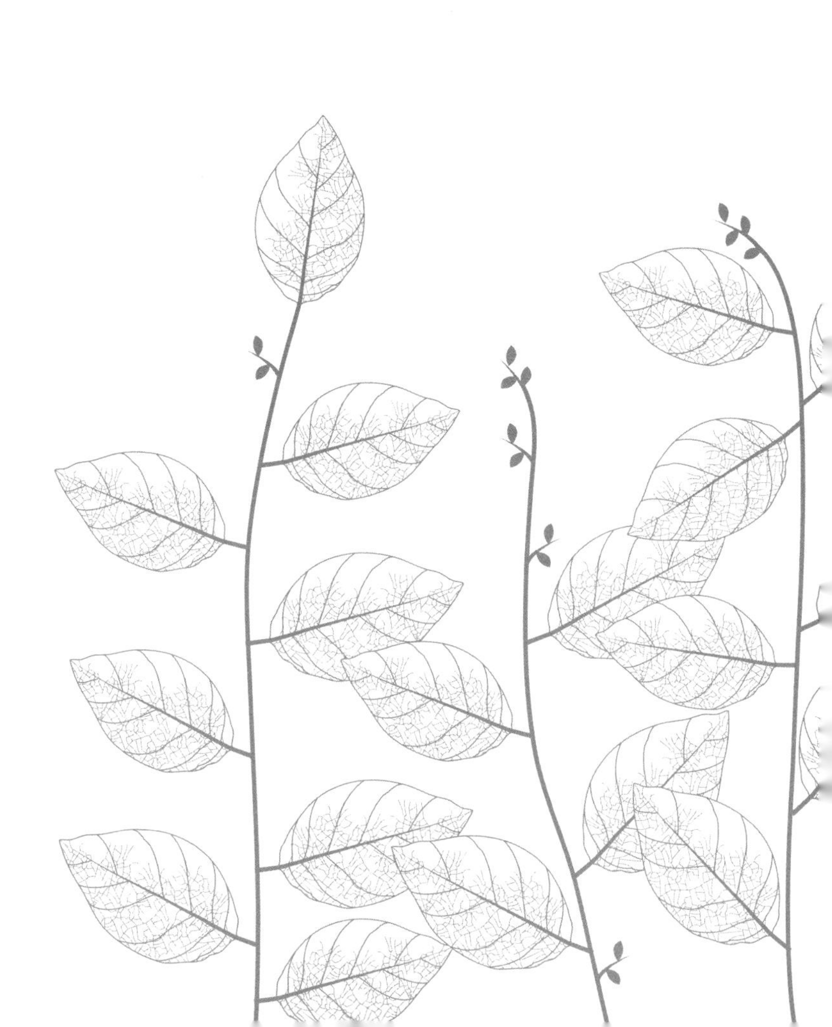

妊娠消渴似尋常爭知九
死徜徉儒方島素癢彌
彰驟病膏肓劫後餘生
母子脉前屬意酮糖晏
然脫敏險中藏惴惴思量

畫堂春 暴發糖尿病脫敏

画堂春

妊娠消渴似寻常，争知九死徜徉。
仙方岛素痒弥彰，骤病膏肓。

劫后余生母子，床前属意酮糖。
晏然脱敏险中藏，惴惴思量……

（2018年）

画堂春·妊娠消渴似寻常（妊娠胰岛素过敏）

依然是胰岛素过敏，但这一病例不仅更难，而且惊心动魄，几乎可以说是一不小心就可能挡不住驾鹤西游了……

这个病例惊心动魄之处恰恰是谁也想不到它会发展到惊心动魄的程度。最开始，这位病人仅仅通过常规筛查获得了一个“妊娠糖尿病”的诊断，实在不算疑难。而且，对她来说，因为是二胎，而前次妊娠时就已经诊断妊娠糖尿病，因此驾轻就熟，仅仅需要简单复习即可。因此，无论是医生还是病人，都没有想到仅仅两个月病情就急转直下，最终按她自己的话说，“以为不就是再生个娃吗？哪知道差点把自己给挂了”……确实描述得并不夸张。一般来说，对于普通的妊娠糖尿病，处理原则相当成熟，国际国内各种指南均基本一致：饮食控制多数能解决；而不能解决的，那就注射胰岛素，效果绝对是立竿见影。

初见这位病人的情景依然历历在目。她是那天上午我接诊的最后一位病人，差不多到11点40分才刚刚接诊，最终到下午1点多才算结束，连我自己也始料未及。病情的跌宕起伏，有如过山车一般，听得我瞠目结舌。

她来自京外一个不算太遥远也不算落后的地方，在接近40岁的年纪惊喜发现怀上了二胎。由于怀第一胎时就曾确诊过妊娠糖尿病，对于第二胎的“重走长征路”，她已经做好充分的思想准备。而且，尽管第一次妊娠仅仅靠饮食控制加上合理运动就搞定了血糖，随着年龄的增长，对于这第二次妊娠将可能使用胰岛素，她也已经做好准备坦然接受。到了妊娠24周，果然妊娠糖尿病如期而至，并且很快得出的结论正是必须使用胰岛素才可能将血糖控制到满意的程度。

于是三餐前胰岛素注射疗法立即实施，使用的是最为常见的人胰岛素制剂。经过两周的调整，血糖控制已经堪称完美，一切尽在掌握之中。然而天有不测风云，又过了不到两周，在注射胰岛素之后她忽然感觉到注射处皮肤瘙痒，并且越来越严重，于是赶紧去看内分泌科医生，得到的治疗方案：①很麻烦且不保证成功的脱敏治疗，并且没有经验；②改用二甲双胍治疗但安全性并未写入说明书；③继续胰岛素治疗，加用抗过敏药，但对胎儿影响未知。最终病人四处打探之后，决定不采用以上任一种方案，而是自行停用胰岛素，原因是上网查询与打探出来的信息均比较一致：妊娠期血糖轻度升高尽管理论上对胎儿不利，但实际上真正出现胎儿畸形或其他母婴严重不良事件的概率是极低的。这一决定甚至没有告知内分泌科接诊医生，也很少测血糖。

这一阶段最初并未出现任何异常，但差不多两周以后，病人逐渐开始出现多尿、口渴的症状，于是病人选择进一步控制饮食，但症状并未好转。一天夜里，病人突然出现剧烈的恶心，接着呕吐不止，送到建档的妇产医院后，急诊产科医生立即查了尿常规，看到尿酮体4个加号，立即让病人去综合医院急诊就诊，理由是这么高的酮体，应该不是饿出来的。来到综合医院急诊，急诊科医生一看，立即反应过来：糖尿病酮症酸中毒！于是一边迅速补液，一边马上请来内分泌科主任，因为病人对胰岛素过敏，急诊科不敢贸然使用胰岛素，而胰岛素静脉输注正是抢救糖尿病酮症酸中毒的“不二法门”。然而该院内分泌科主任同样没有处理这种罕见病的经验，于是拨通了我们医院内分泌科副主任的电话求援。我们科处理胰岛素过敏已成常规，因此告知，原则上可以尝试静脉使用，但抢救措施必须做好。这些几乎都可以用“说时迟那时快”的评书语言形容，而也就在一两个小时后，病人尿酮体消失，血气分析结果恢复正常。又因为病人当时妊娠已经达36周，而胎儿宫内窘迫迹象已然初现，产科团队早已准备完毕，于是迅速将病人转运到手术室进行了剖腹产。所幸母子平安，新生儿仅出生1分钟时阿普加评分低了1分，此后迅速恢复正常。

这一段病情描述足足花了20分钟，听得我全然忘记了此前饥肠辘辘的感觉，也就是这首《画堂春》上阕所描述的情景：“妊娠消渴似寻常，争知九死徜徉。仙方岛素痒弥彰，骤病膏肓。”

半晌我才回过神来，接着问病史，你现在出院了怎么治疗呢？病人说使用了预混胰岛素，注射后仍然有瘙痒，但是能够咬牙坚持，因为要哺乳，不能用其他口服降糖药。我顿时心里咯噔一下，当时就直言不讳地告诉她：你赶紧停了哺乳来住院治疗吧，你这情况别指望其他口服降糖药了，只能胰岛素治疗，而且现在这方案一定不行。我看过的胰岛素过敏病人已经上百，但也没见过你这样凶险的。你住院以后，我得跟病房主治医师一起商量怎么给你制订一个最稳妥的脱敏方案。病人顿时一脸无奈状，反复跟我强调有多少医生告诉她要母乳喂养，说得我对产科医生的科普能力佩服不已。最终我只好让步，跟她交代：如果症状稍有加重必须随时来，拖一拖估计又可以去抢救室了。

终于写完病历结束门诊，我一边洗手一边向跟诊的进修医生解释：这位病人开始确实就是个妊娠糖尿病，跟她上次妊娠一样。但是，她在注射胰岛素之后出现了过敏，从症状描述看应该是个最为常见的Ⅰ型变态反应；而接下来的事情却是我见所未见闻所未闻的，就是在这基础上出现了暴发性1型糖尿病，继而出现了糖尿病酮症酸中毒。暴发性1型糖尿病确实在妊娠期与产褥期相对易发生，但在胰岛素过敏之后出现的这种情况我是没见过的，然而从原理上能够解释得通。也就是说，这位病人的胰岛素过敏，不仅触发免疫系统产生了IgE抗体，还触发了其他机制导致免疫系统攻击胰岛β细胞了，并且胰岛β细胞被破坏得非常严重，胰岛素合成能力几乎全都丧失了，其他口服降糖药基本上很难奏效。我说，我觉得她恐怕熬不了几天，还是早点住院比较安全。

哪知道第二天这位病人就又来门诊找我了，因为瘙痒加重，开始难以忍受了。我劝她说，劫后余生不容易，还是遵医嘱吧。我立即联系了我科总值班医生简单告知病人病情，要求按门诊危重病人标准收住病房。好在一切顺利，当天下午就住进了病房。

她住院后，我跟病房医生立即联系，我说她没别的招，一边胳膊给她用上静脉泵泵入胰岛素来把酮体搞定，不要产生酮体；另外一边给她埋皮下胰岛素泵做脱敏治疗，那是我非常擅长的。于是我向病房住院医师交代了所有脱敏方案的细节，我说辛苦住院医师仔细观察病情吧。这其实是件无比艰苦的事。因为暴发性1型糖尿病按我们自己通常的说法，血糖会比较“脆”，也就是血糖波动会很大，波动到谷值常常可以发生低血糖，而波动到峰值又可能发生糖尿病酮症酸中毒。而在不断调整静脉泵泵速的同时，皮下泵泵入的胰岛素是逐渐增加的，到一定程度必然产生降低血糖的效果，所以每天静脉泵入胰岛素的总量是一个递减趋势。

理论上只有几句话，但实践却是烦琐无比的。住院医师在她入院后几乎每天忙到深夜，一边密切注意血糖水平，一边注意皮下泵埋泵局部是否有局部反应，还要间断查尿常规监测是否有酮体出现。病人入院一开始血糖很高，终于压下去到接近正常的水平。接下来也确实如我所料地出现了明显的血糖波动，偶尔也出现低血糖或尿酮体。而皮下胰岛素泵泵入胰岛素进行脱敏治疗还算相对顺利，多次克服困难以后，终于能够开始进行皮下泵入胰岛素治疗了。经过3周的尝试，我们终于把静脉泵撤下来，病人有望回归正常生活。当提交全科大查房时，我看着住院医师汇报病历时的黑眼圈，心里真是非常地感动。

最终这位病人顺利出院了，血糖也控制得相对满意，可以说是戏剧性地解决了问题。然而回想起来其实也心有余悸：我给出的几乎是一个“走钢丝”的办法，所以最后说“晏然脱敏险中藏”，看着好像没有费特别大的劲，也没用什么新鲜的招数，但是其实这每一步都非常辛苦，也非常困难，居然最终搞定了！当然，事后我们几个人坐下来回想她当时的情况，说哪一步出一点问题可能都会很麻烦，因此是“惴惴思量”。这一例其实让我心瘁神疲，我们已经达到所能做到的能力上限了，但是最终完美解决了问题还是非常值得欣慰的。

十月懷胎似等閑，孰知消
渴甫臨淵。痾癢堪禁賸島
素，竟裙湔。糖血驟飆奇險
降，風團脫敏一何頑。人世四
旬豈無惑，悟參禪。

山花子　產禱期賸島素過敏

山花子

十月怀胎似等闲？
孰知消渴甫临渊！
疴痒堪禁胰岛素，竟裙湔。

糖血骤飙奇险降，
风团脱敏一何顽！
人世四旬岂无惑？悟参禅……

（2018年）

山花子·十月怀胎似等闲（产褥期胰岛素过敏）

上一例妊娠合并胰岛素过敏继发暴发性1型糖尿病的病人让我记忆极为深刻，因为实在是太过惊险。然而不到半年时间，我在门诊再次遇到了类似病情的病人。同样是生二胎，同样是胰岛素过敏和暴发性1型糖尿病再聚首，不同的是这一次好歹是产褥期发病。

所以我当时在门诊为这位病人诊治的时候，立即就想起了前一位病人，当时汗就冒出来了。这位病人是在分娩后的第一周出现的症状，当时她觉得很奇怪，为什么尿这么多？因为家里有糖尿病病人，所以就想到了测血糖，一测就发现血糖已经非常高了，于是赶紧到医院，勉强处理了一下，那之后就找到了我。我一看这情形，二话不说就联系了总值班医生，赶紧收住院。当时心想，你这幸亏分娩之前没出问题，分娩之后出问题，好在不用担心产科急症，但是产褥期要是出现感染也会是一个巨大的麻烦，赶紧收进病房，我们赶紧降血糖吧。

当然，这位病人收住院以后，上一次的经验就发挥了巨大的作用，我们心里还比较有底，毕竟成功过一次了，总体方案“依葫芦画瓢”即可。一边静脉泵入胰岛素控制血糖，一边准备用皮下胰岛素泵泵入胰岛素制剂脱敏。通常我们选择胰岛素制剂时，选择过敏反应最轻的一种进行，这就需要在做各种胰岛素制剂的点刺试验或皮内试验后，通过评估局部反应的严重程度决定。但是，她这病情的神奇之处在于她的过敏几乎是我见到的最顽固的一个，几乎任何一种胰岛素制剂用下去都会产生一个很大的风团，痒得要命。不仅如此，连全身反应都有，荨麻疹在全身各部位陆续出现，所以过敏反应是特别严重的。我们在脱敏治疗的时候特别地小心，然而尝试多次仍未成功。

实际上我们对于用皮下胰岛素泵进行胰岛素脱敏治疗可以说是特别有经验了，因为这方面我们是在反复实践的基础上作出了一定创新的。在2008年我当病房主治医师时收治的一位顽固胰岛素过敏病人，脱敏异常困难。当时我在查阅文献时系统整理了皮下胰岛素泵用于治疗胰岛素过敏的所有病例，综合了文献中的具体治疗方案后，在变态反应科的帮助下设计出了一个非常实用的方案，终于成功地在那一例病人身上使用了胰岛素，并且将血糖降至满意的程度。但是，病人提出了新的要求，希望能够在出院以后使用常规的多次注射胰岛素的模式，而不是已获成功的用皮下胰岛素泵进行连续皮下胰岛素输注的模式，主要理由是报销问题。这一点确确实实是一个实际问题，而文献是帮不上忙的。因为在文献的所有病例中，原先脱敏不能成功的，就用皮下胰岛素泵治疗，如果皮下胰岛素泵用上之后，病人不出现过敏症状，就长期用皮下胰岛素泵。也就是说，文献中的方案是通过用皮下胰岛素泵进行连续皮下胰岛素输注的治疗模式，来替代多次皮下胰岛素注射模式，以规避胰岛素过敏问题。但是这个情况拿到我们国家来是行不通的。因为经济等原因，胰岛素过敏病人使用胰岛素泵长期治疗是不太现实的。可是病人如果只能用皮下胰岛素泵来规避胰岛素过敏问题，却因为经济上不能承受而放弃治疗，同样不能解决问题。当时我其实颇为矛盾：到此为止，我找到了解决方案，请她出院并无过错，但是如果病人不能长期应用该解决方案的话，实际上对病人并没有真正地帮助到位。“行百里者半九十”，我咬咬牙，好歹要再努力一把。我想那我能不能给她用胰岛素泵逐渐加量达到脱敏的效果之后，再重新改用多次皮下注射胰岛素的方案呢？原理上是可行的。于是我就设计了一个可操作的方案，尝试了这一想法，竟然也成功了！这也是我在治疗胰岛素过敏方面作出的一个小小的贡献。此后的多个胰岛素过敏的病例都采取了这一方案，并且逐渐改进得更为简便。从这个角度来看，用皮下胰岛素泵进行脱敏治疗其实数我们最有经验了。

然而，对于这位合并暴发性1型糖尿病的病人，我们屡试不爽的常规脱敏方案用上去之后，每每到一定程度就会出现全身反应，实在是非常危险。一度我们也一筹莫展，但是病人反而非常开朗，与同房间病友有说有笑，还常常对我们说一些宽慰的话，对我们也是一种鼓励。我们提请了大查房，并再次请变态反应科一起参加，最后按照脱敏原理设计了一个新的改良方案。最终，在用着极小量抗过敏药的情况下脱敏成功至可使用皮下胰岛素泵控制血糖，接着再按照原先我们总结的脱敏模式过渡至可使用多次皮下胰岛素注射的模式。在低剂量抗过敏药辅助下解决了胰岛素过敏的问题，血糖情况稳定以后再逐渐撤去抗过敏药。最终这位病人顺利出院，能够正常生活了。

这位病人是一个非常坚强也非常理智的人。她非常超脱，与整个病房的合作非常好，对我们态度也是非常坦然，总是表示你们就想办法试，我什么都配合，不成功我也理解。在这样的情况下，我们也就不会束手束脚，反而更加努力帮助她解决问题。虽说“四十而不惑”，但是在40岁的年纪遇上极其凶险的“不测风云”，还能够保持如此良好的心态，也是十分让人佩服了。仔细想想，一定程度上也许可以和参禅的苏东坡相比了。

何妨惟生皮質醇
瘋言譫語夜遊神
神農自比數傷身
六載消磨痼自在
一軀狂躁命猶存
勸君憐取病殘魂

浣溪沙 病殘魂

浣溪沙*

何物催生皮质醇？
疯言诳语夜游神。
神农自比数伤身。

六载消磨瘤自在，
一躯狂躁命犹存。
劝君怜取病残魂……

（2016年）

浣溪沙·何物催生皮质醇（精神异常库欣综合征）

那是多年前，炎炎夏日的一个下午。我在病房做主治医师，常规问一下当天收治的新病人，回答是库欣综合征，顿感兴味索然。对于这一协和内分泌病房的常见病，我从医学生时期开始，从被带教、写大病历、被巡诊、被考试，到管病人、带教、查房、巡诊、出考题，当然也少不了内分泌科

* 本文发表于《医之心——百名协和医学专家医学人文志》（下册）2022年1月，略有删改。

大查房，已经谙熟于胸。不过，这病尽管是大查房的常见病例选择，却往往并不吸引人。我曾经半开玩笑地在查房时跟住院医师说：我上学时，内分泌科大查房两大常见病种是胰岛素瘤和库欣综合征，查房目的都是“找瘤子”。十年弹指一挥间，现在胰岛素瘤几乎不再申请大查房，因为自2003年灌注CT用于胰岛素瘤定位诊断以来，“找瘤子”对胰岛素瘤来说已经是常规操作。但对库欣综合征病人却是“查房依旧”，一如既往地讨论某某病人应考虑异位促肾上腺皮质激素（ACTH）综合征（有个肿瘤在分泌ACTH造成了这个临床综合征），然而，作为元凶的肿瘤，依然是我行我素，逍遥法外。换言之，诊疗手段进展缓慢，不能满足临床需要。

因此，当得知我们组又收治了一例库欣综合征病人，心情其实静如止水。当然，这并不意味着库欣综合征不需要认真诊治；相反，库欣综合征这病，因为病人体内皮质醇是呈数量级地上涨，其实有太多需要注意的事项：高血压、高血糖、血栓……其中最危险的是感染，有时会直接导致病危情况发生。

对于这一例病人，自然大家也必须认真对待。哪知道住院医师问病史刚刚去了几分钟，就立即返回办公室找我，告诉我这例的奇特之处是两腿不一样粗，粗的那侧在“流水”，很有可能是感染。我马上去看了病人，果然一条腿已经明显显示出软组织感染的迹象。询问病人原因，他以一种极不信任的眼光撇了我们几眼，然后桀骜不驯地表示说："我看了你们西医两年，没找到任何办法，你们西医水平也就这样了，我去看中医也不灵。我自力更生学了针灸，经常扎自己，这次居然腿肿了，我其实还是不想来，估计你们也没什么办法。只是因为我老婆一直劝我来才来的。"虽然作为西医群体一员，被鄙视了也并不愉快，我还是迅速请了感染科急会诊，接着用上了最为合适的抗生素，次日下肢肿胀便明显减轻，一周就痊愈了。

解决了急性问题，病房就按部就班地"找瘤子"了，果然一无所获。与此同时，这位病人在腿脚利落了以后，开始在病房进行情理之中却又是意料之外的各种"奇葩"行为，比如非常热心地询问病友病情并表示要帮他们免费针灸，吓倒一大片。更加夸张的行为是夜越深越精神，每天夜里在护士台与值班护士促膝长谈直至晓色云开，导致护士工作大受干扰。终于有一天，值班护士委婉表示夜班护士工作很忙，劝他回房间睡觉，他顿时勃然大怒，第二天我们一上班就去了医务处和护理部投诉护士态度不佳。病房狼狈不已：一方面，这位病人见人就描述西医如何无能（自然以我为首当其冲）；另一方面，其他病人还有被忽悠去尝试接受这位“自学成才”的“无证针灸医生”的治疗。而所有护士均已义愤填膺，护理部还要到我们这个问题病房来调查……一时间天怒人怨，我尴尬地成为了各方不良情绪的汇集之处并被公认有责任解决这一问题（此处该有表情“囧”）。

实际上，我每天都在观察这名病人的各种行为，基本上已经能够判断他的精神状态应该是由库欣综合征的高皮质醇血症所致，而非病人基本素质问题。因此，我们首先请心理医学科会诊，希望从心理方面改善他的精神状态，会诊医生也不负众望，给出了药物治疗方案。然而更为头痛的是，整个病房医护人员针对这位病人的不良情绪空前高涨，大有“山雨欲来风满楼”之势。

于是，我在那周大交班的早晨，很正式地当着全体医护人员的面分析了病人的问题：他的行为异常是由疾病导致的，至少主要由疾病导致的。我们一方面要积极治疗，尽管未能找到原发病灶，也要努力执行心理医学科提供的治疗方案；另一方面，我们对他应该更加包容。虽然病急乱投医并不值得提倡，但是辗转求医两年未果于是自学中医，这难道不是一个人不屈不挠与命运抗争的写照么？我们应该对他，也更应该对他的家属有更多的同理心才对呀！而治疗方案恰恰通过家属发挥了作用，因为在病人拒绝服药的情况下，是家属将药物研为粉末拌入主食中才对病人的病情控制发挥了疗效。

在病情和舆情都非常微妙的情况下，提请内分泌科大查房自然成了不二选择。当然，一如既往，我们的诊断思路和处理得到了各位教授的肯定，我们对于抗精神疾病药物的使用也被认为是十分必要的，但是这些都一如既往地受制于我们有限的技术手段——我们仍然无法找到病人的肿瘤所在，大查房的结论也依然是：密切观察病情变化，定期随访，争取时机等到肿瘤增大时找出病灶。在大查房分析病情之后，我分享了这首有感而发的《浣溪沙》。

何物催生皮质醇？疯言诳语夜游神。神农自比数伤身。
六载消磨瘤自在，一躯狂躁命犹存。劝君怜取病残魂……

大查房之后，我们在实施了力所能及的诊疗措施以后，请他出院了。出院时他依然以一种极不信任的眼光撇了我们几眼，但他的爱人对我们则是满眼感激之情。我们，绝大部分病房医护人员，则是默默地祝福他们好运。

3年之后，我又在内分泌科大查房时见到了这位病人，病情与神情依旧。然而，让大家都欣慰的是，虽然进行了同样的检查，但这一次在住院期间找到了引起库欣综合征的肿瘤，经手术后病情缓解。

妙手揮匙垂體瘤
紅顏不復古今愁
罪魁猶在忍凝眸
巖下血漿攢激素
肺中結節乃禍酋
孕期安度是何由

浣溪沙 紅顏

浣溪沙

妙手挥匙垂体瘤。
红颜不复古今愁。
罪魁犹在忍凝眸？

岩下血浆攒激素？
肺中结节乃祸酋？
孕期安度是何由？

（2017年）

浣溪沙·妙手挥匙垂体瘤（难定位之异位促肾上腺皮质激素综合征）

这一例库欣综合征病人，同样也是不能确定病因所在而提请大查房的。然而她的特殊之处，一是已经进行了手术治疗但并未缓解，二是在病情未缓解的情况下居然平安地怀孕生子，为如何进一步处理平添了几分疑虑。

这位病人曾在三年以前就诊于南方一家很大的医院，也是内分泌科非常有名的一家医院。在那里，她已确诊为库欣综合征，病历资料相当完整：小剂量地塞米松抑制试验不能被抑制，大剂量地塞米松抑制试验可被抑制，并且垂体中确实有一个微腺瘤，一切关键的辅助检查结果均符合垂体ACTH分泌性腺瘤所致的库欣综合征。于是，她在那里的神经外科做了垂体瘤手术，并且手术做得相当干净。我们拿着她术前与术后随访时的MRI检查结果，请放射科医生帮我们仔细看，放射科医生的结论是这垂体瘤切得相当彻底，应该是把手术显微镜视野里能够看见的瘤体切除以后，瘤体毗邻的外围也切了1厘米以上，所以应该说手术本身做得相当完美。

但是病人的临床表现却几乎没有什么改善。这尽管是意料之外，但也能算情理之中的，因为手术缓解率常规来说就是只能达到80%~90%。如果确实是这种情况，再次进行垂体手术或放射治疗均可作为接下来的选择。

这是一位30岁上下的女病人，据家属说原先容颜非常漂亮，但是自从罹患库欣综合征以后，就只能用库欣综合征的标准来评价了，所以说是“红颜不复古今愁”。本来希望都寄托在这个手术上，可它偏偏没有解决问题，也就是说引起皮质醇增多的肿瘤仍然没有能够真正解决。罪魁祸首尚未找到，所以病人处于非常悲伤的状态。

这种情况下她来到了我们医院就诊，当然这期间已经过了三年，也就是说离第一次手术已经过了三年。而这三年里最神奇的一件事情是她居然顺利分娩了一个孩子，因为通常来说，库欣综合征病人在病情没有缓解的情况下，顺利度过十月怀胎并成功分娩其实是相当困难的。

一般来说，库欣综合征孕妇到妊娠中期以后多数会发生自然流产。这种情况多极了，因为她有高血压，有各种高皮质醇血症诱发的各种异常情况，而这些情况最终会导致不良孕产史。但是，这位病人居然能够安度妊娠期，实际上是让我们始料未及的，也让我们考虑病人的病变是否真的在垂体。如果事实真是这样，那么就意味着可能手术并不彻底，但术后病人的高皮质醇血症还是得到了一定缓解；虽然看着不明显，但是其实整个皮质醇激素水平还是降下来不少的，这样就可以勉强解释她“孕期安度是何由”，居然能够“走独木桥”挺过来了。这种勉强自圆其说的假设，前提是垂体瘤手术不够彻底，但这与影像学的证据有着明显矛盾。当然这种可能性是不能排除的。

还有另一种可能性就是异位ACTH综合征，而分泌ACTH的肿瘤尚未被发现。这种情况虽然有可能，但病人的大剂量地塞米松抑制试验可被抑制，并不支持异位ACTH综合征的诊断；并且多数异位ACTH综合征病人常常病情偏重，能够顺利妊娠的可能性大大降低，与该病人的情况并不十分符合。当然，功能试验的准确性显然达不到百分之百，而异位ACTH综合征病人也有少部分病情较轻，然而这一假说的证据其实更弱。

两种假说都如此不能让人信服，所以病人入院以后，我们排除了先入为主之见，还是给她做了完备的检查，结果和她前次外院随访一致。接下来我们给她安排了岩下静脉取血测ACTH的检查，这一检查往往对鉴别异位ACTH综合征和垂体ACTH瘤有很大帮助。用通俗的语言解释就是，因为岩下静脉已经很接近垂体，因此如果岩下静脉的ACTH水平与同时刻的外周血ACTH水平一致，就不支持垂体ACTH瘤；如果岩下静脉血ACTH水平远高于外周血ACTH水平，并且左右岩下静脉血ACTH水平也有明显差异，则支持垂体ACTH瘤的诊断，并且瘤体理论上应该在浓度高的那一侧。当然，即便是岩下静脉取血也是有例外的，而病人的岩下静脉取血测ACTH的结果确实并不支持垂体ACTH瘤，所以我们依然很难判断病人的病因所在。

这时候我们只能很郁闷地提请大查房，而且我当时其实对大查房并无太好的预期，因为我觉得大查房解决问题的可能性微乎其微，于是填出了一首问号多于句号的词。

当然这时候我们还有差不多一周的时间是在继续给她做检查，力图找到一些线索。胸部CT发现了肺上有几个小结节，但是其实非常小，现在高分辨CT查出的肺结节实在太多了，因此这几个小结节特异性实在不佳。然而这时候我们也没有其他招数了，跟核医学科讨论后，仍然安排她去做了PET-CT检查。令人惊讶的事情发生了，就在查房的当天上午，这个PET-CT的初步结果出来以后，核医学科直接打电话过来说，他们高度怀疑肺结节中有一个小结节处于高摄取的状态，这下让我们特别兴奋。于是在查房时，把最后这个PET-CT的结果汇报出来以后，所有教授一致认为：不管怎么说，肺里的这个结节是一个最大的“嫌疑犯”，首先还是应该请胸外科为病人施行肺部手术。胸外科评估后迅速安排了手术，病理的免疫组化染色确实显示ACTH阳性，诊断被证实。完整复习这个病例，实际上最可能的解释是：肺部的异位ACTH分泌性肿瘤体积很小，分泌能力也较为有限，与一部分纵隔ACTH肿瘤风格相似，因此皮质醇水平虽然足以改变病人的容貌和代谢，但妊娠尚有可能进行，大剂量地塞米松抑制试验也有可能抑制住肿瘤的分泌。

术后半年这位病人来随访的时候，我已经完全认不出了，她已经彻底恢复为一个风姿绰约的美女了。所以这是一个非常愉快的结局，但是并非每个病人都能如此幸运。这么多年以后，我个人的观点依然还是：医生不是万能的，医生并不能够突破科学的界限；我们只能竭尽所能地去努力，尽可能帮助病人。

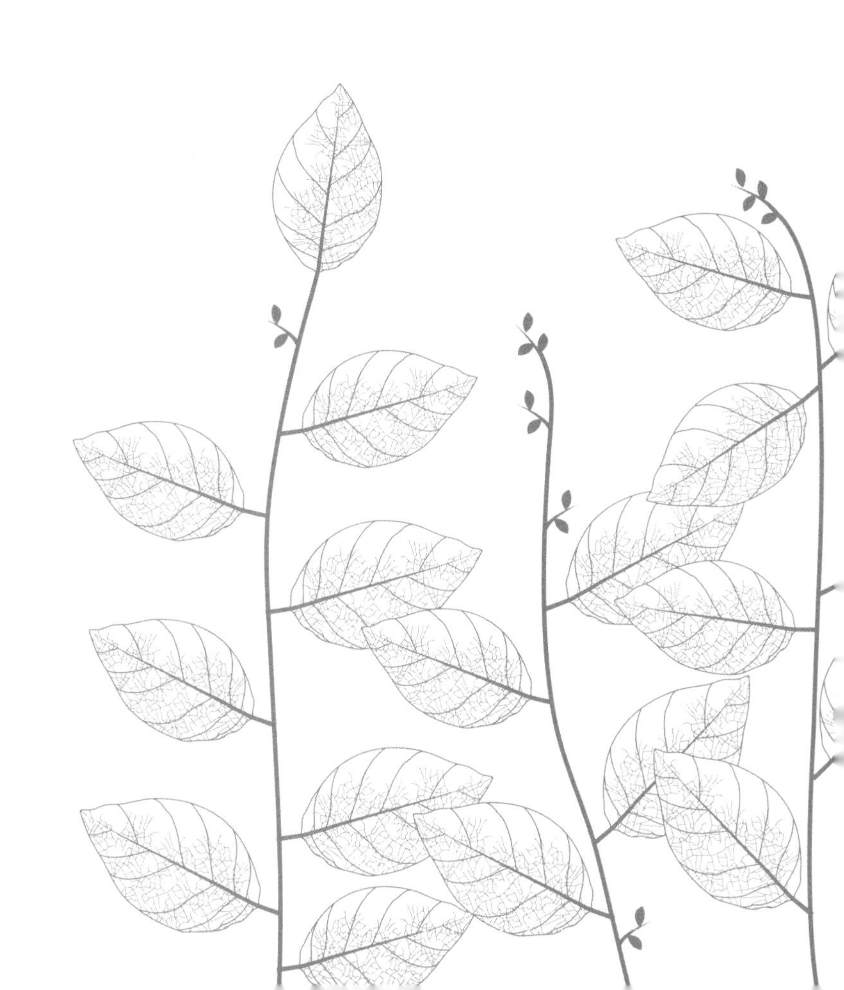

爛漫嬌娃遭惡劫，玉顔顧鏡神傷。桃花掩面淚汪汪。紫紋千萬道，豆蔻歷滄桑。十載求醫情未泯，敢詢路在何方。忍觀母女咽扶將。窮經尋筆路，希冀看查房。

臨江僊　十載求醫　延適書於京

临江仙

烂漫娇娃遭恶劫，玉颜顾镜神伤。

桃花掩面泪汪汪。

紫纹千万道，豆蔻历沧桑。

十载求医情未泯，敢询路在何方？

忍观母女咽扶将。

穷经寻筚路，希冀看查房。

（2014年）

临江仙·烂漫娇娃遭恶劫（异位垂体促肾上腺皮质激素瘤）

这一首词里，我们提到的是一位更为特殊的库欣综合征病人。第一次接触到这位病人是我在当住院医师的时候，而此后随诊了近20年，无论是疾病还是病人，都让我印象极为深刻。

我最初见到这位病人的时候，她才十六七岁的年纪，库欣综合征虽然诊断十分明确，但是她的整个容貌并非特别典型的向心性肥胖。儿童及青少年的库欣综合征确实有时候并不那么容易从外貌判断，但实际上其容颜仍然在悄悄变化。像这位病人，仔细对比她不同时期的照片以后，发现她的面部呈向心性肥胖的趋势是肯定的，只不过有可能周围人仅仅觉得她只是变胖了一点，而不是病。然而，这位病人的另一个体征，却能够让人警惕有库欣综合征的可能。

球结膜水肿一般与库欣综合征相伴，所以病人看起来是眼泪汪汪。等到她第一次手术以后未能缓解，再来看病的时候，就会发现这个库欣综合征的症状其实越来越明显了，典型的紫纹也出现了。再后来又过了5年，当我做管病房主治医师的时候，偶然在门诊遇上了这位病人，我立即把她收进了病房，这时候再看已经是一个非常典型的库欣综合征病人了。总而言之，这位病人在诊断上其实并未走任何的弯路。

从第一次就诊，小剂量地塞米松抑制试验不被抑制，大剂量地塞米松抑制试验可被抑制，诊断就倾向于垂体ACTH瘤。于是大家都在期待更为直观的磁共振影像，但结果拿到时，所有人都大吃一惊。我迄今记得我当时目瞪口呆的情形，我从未见过这样的影像。于是我们向放射科教授请教，放射科教授看了这影像之后，立即说道，呀！这是一个异位垂体瘤。而这对于当时的我来说，还是闻所未闻的一个名词。

于是我当晚回宿舍就开始复习胚胎学。仔细学习了相关章节后豁然开朗，从胚胎学的角度来说，这样一种情况其实是可以理解的。垂体前叶实际上是来源于咽后壁的部分上皮细胞，它向后伸出一个突起；而垂体后叶是间脑伸出来的另一个向前的突起。这个咽后壁伸出来的突起，在胚胎期的一定时期，在正确路径上向后迁移至与间脑伸出的突起接触，它们靠在一块，最终成为了垂体，这是胚胎学的正常发育过程。

但是这一迁移的过程虽然一般来说非常顺利，但有时也有可能出现导航出问题的情形。形成垂体前叶的这一部分组织，如果没跑到位，或者跑歪了、跑过了，就会形成一个异位的垂体。

而异位的垂体长成瘤就变成了异位垂体瘤；异位垂体瘤如果能够分泌激素，就变成了一个功能性的异位垂体瘤，而这位病人就是这样一种特殊的情形，即异位垂体ACTH瘤。该垂体瘤的位置就位于正常垂体位置的右后上方。我们当时完善检查后立即请神经外科手术治疗，因为对垂体ACTH瘤来说，神经外科处理是首选。然而神经外科医生当时非常犹豫，跟我们说这个位置接近神经外科的手术禁区，所以这个位置的手术难度非常大。

但是病人家属当时还是非常坚决地希望获得手术机会，因为病人家属的亲戚里面有医务工作者，了解这种情况的处理原则一定是首选手术，因此就给病人施行了手术治疗，但手术的效果确实是非常不理想。术后病人就去了一家肿瘤医院，做了放疗。疗效在当时还是可以看出来的，但病情缓解的时间并不是很长。

一两个月之后，病人库欣综合征的症状重新开始加重，腹部出现了非常典型的紫纹，两个月的时间就彻底地变成了典型的宽大火焰状紫纹，伴随着“满月脸”“水牛背”，锁骨上脂肪垫越来越明显。无论是容颜改变还是治疗经历，对这位病人来说其实都是巨大的打击，可谓是“豆蔻历沧桑”。

这以后，她又在多处求医，依然未能解决问题，但病情也并未进一步进展。于是在5年之后再次回到协和内分泌科就诊。当时我看到这位病人之后立即心生恻隐，觉得她已经5年了还是没有解决问题，正好我在管病房，收住院努力再想办法试试吧。然而事实是冷酷的，全面评估下来，病人情况与第一次住院时极为相似，各种严重并发症均未出现，仅血压略有升高。定性诊断明确，定位诊断明确，但是没有处理办法。手术科室觉得不能再做手术，而放疗科也不愿意再做放疗。理由很充分，手术科室不愿意再碰手术禁区，而放疗科认为她之前做的放疗其实并不规范，但是肿瘤位置对于放疗来说实在很危险；既然病人一般情况还算良好，不值得做放疗，于是大查房最后的结论是不要盲目干预，反正没出并发症，仅仅是血压高了一点点，对症治疗就行。于是这位病人就进入了长期随访观察的阶段。

又是5年过去，这期间我出国了2年，再回来看她的情况还是没有太多改变，但是并发症开始出现了。高血压开始加重，一种降压药控制不住了；血糖开始升高，达到了糖尿病标准。这种情况下，我觉得她还是应该开始接受治疗了。在她得病10年的时候，我再次把她收进病房，全面检查评估后提请大查房，希望能够解决一部分问题。

当时还有一个感慨，长期陪她来看病的母亲已经是一头白发，跟10年前的容颜相比变化已经非常大了。这母女相依为命的情况实在是很让人感伤。而病人已经经历了高中、大学学习，找到了工作，以乐观的心态面对顽固的病魔。我把这些情况向全体病房医生讲述以后，大家都希望能够给这位病人找到更好的解决方案。于是在病人入院以后，我们就查阅了大量最新文献，想各种办法，也曾经想过当时帕瑞肽这种新药正好在我们科做临床研究，能不能让她进入这个临床研究，用帕瑞肽来控制一下高皮质醇血症。但是，临床试验直接排除了有放疗史的病人，导致走这一条路的希望也破灭了。

万般无奈之下，查房时我们提出了另外一种治疗的可能性，尽管实在不算常规处理，但也许可以一试，即米非司酮药物治疗，毕竟可以拮抗皮质醇的作用，对延缓并发症理论上会有效。但这种疗法的副作用也是可能发生的，这也是该药未能常规用于库欣综合征的原因。经过大查房以后，各位教授最后达成一致意见：用米非司酮试一试吧。

试用米非司酮以后，病人病情还是有了一定的缓解，但是疗效并不十分理想。在随访过程当中，我们也只能间断使用米非司酮。病人目前仍在间断随访中，情况总体还算稳定，但是从我们治疗的角度来说并不理想。然而这在临床实践中也是一种非常常见的情况，我们虽然想出了办法，但是并不理想，只能是在医患双方的共同努力下艰难前行。

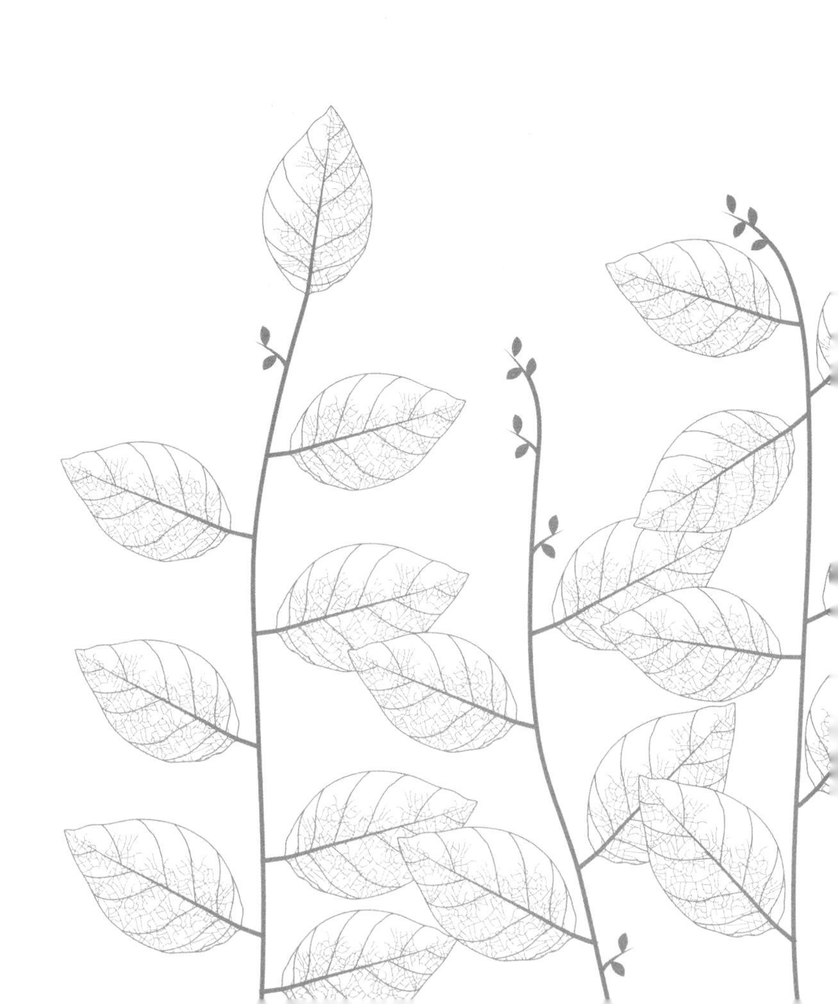

殞命鄉山不勝哀
庫欣數載看形骸
真凶孰料在同儕
睚眥何須終怨懟
人生始悟自嬉諧
可憐地米罪盈街

浣溪沙 地米

浣溪沙

殒命乡山不胜哀。
库欣数载看形骸。
真凶孰料在同侪？

睚眦何须终怨怼？
人生始悟自嬉谐。
可怜地米罪盈街。

（2021 年）

浣溪沙·殒命乡山不胜哀（异常库欣综合征）

这个病例依然是一位诊断为库欣综合征的病人，当然最终证明其实这个诊断是不准确的。而这位病人并非我在管病房期间直接经手的，而是大查房的时候了解到了她的情况，后来又得知最终的悲剧后不胜唏嘘，于是填下了这首《浣溪沙》。

这位病人在出现了非常典型的库欣综合征的症状以后，来到我院就诊。她本人其实是当地医院一个临床科室的主任，所以她对这个疾病比较敏感，立即到我们这里就诊。住院以后，很奇怪的事情是住院期间她所有的化验全部正常，按这些化验的结果，根本不能诊断库欣综合征，但是病人的临床表现包括容貌、高血压、高血糖、血脂紊乱这些情况，都特别像库欣综合征。所以查房时我们觉得特别奇怪，当时的主管医生给出了一个结论，认为她很可能是误服了类似皮质醇的药物。尽管这种情况可以套用一个叫做“外源性库欣综合征”的诊断，但我其实非常反对这个诊断名称，因为显然用“药源性高皮质醇血症”更为明确，可以更好地指导下一步处理。

所以接下来管床医生就跟她说，你出院回去自己查一查。后来得知，病人回去以后在家里查了半天，什么线索也没查到，于是她在自己办公室的座位上方悄悄安装了一个摄像头。结果第二天她发现，摄像头拍摄到与她同一个办公室的副主任向她的杯子里面悄悄地放了点粉末！她大吃一惊，立即去摊牌，结果自然是不欢而散。但是接下来没过几天，这件事情出现了非常古怪的转变。这位病人从他们当地最高的山上跳下来自杀了。当时我们在网上看到这个消息的时候，首先是震惊，然后是觉得特别不值，这何必要自杀，当时我就写下了这首词。一定程度上这也许是反映了一个社会问题。

几个月以后，当大家逐渐开始淡忘这件事时，事情却又发生了一个戏剧性的逆转。在公安机关的努力下，这件事情破案了。原来不是这位病人自杀，而是她所在科室的副主任把她从这座山上生生推下去的。而病人之所以患病，也是因为该副主任为了自己能够早日当上主任，每天给病人的杯子里加入少量地塞米松。一时大家无语，社会百态，总有险恶人心在，谁也不曾预料到这貌似只会在小说中出现的情节居然真实发生在身边。其实病房也是一个社会的缩影，什么情况都可能遇见，这样的事情也是令人百感交集，只希望未来社会和谐程度能够越来越高。

雙瘤若比鄰
淚眼難分府
妙手摘其兄
遊刃翩翩舞
空中蜃閣言
惴惴成迷霧
不若斬餘瘤
囬首經行處

生查子 垂體瘤

生查子

双瘤若比邻？
泪眼难分府！
妙手摘其兄，
游刃翩翩舞？

空中蜃阁言？
惴惴成迷雾。
不若斩余瘤，
回首经行处。

（2016年）

生查子·双瘤若比邻（垂体促甲状腺激素瘤疑云）

这是位功能性垂体瘤病人，然而到底是分泌哪些激素的功能性垂体瘤，却是迄今也没能够明确。

尽管功能性垂体瘤是我科的常见病之一，但这位病人起病情况却并非典型。像前文所述的垂体ACTH瘤，会以

ACTH增多导致的皮质醇增多引起的症状起病，因此病人将出现“满月脸”“水牛背”、皮肤紫纹等表现。而我们现在说的这位病人，在外院的诊断是肢端肥大症，而在病房住院医师写的病历中，其病史也是首先按肢端肥大症的线索去追问的，确实也写了不少看起来很有道理的描述。但是当我看见这位病人的时候，我无论如何都不相信他患的是肢端肥大症，但他自己表示，你问的那些问题，我好像原来确实也有，比如鞋也需要买更大号之类的。

然而，他真正初次就诊的情形却更像一个无功能垂体瘤的病人，而不像功能性垂体瘤。他第一次就诊，起因是走路的时候突然摔了一跤，接着就倒在地上不省人事了，过了几个小时被人送到当地医院急诊，然后急诊给他做了一系列影像学检查，因为这种情况往往首先怀疑脑血管病，但歪打正着的是，脑血管没发现问题反而发现了脑袋里有个巨大的垂体瘤。于是，病人迅速被送到神经外科，神经外科立即给他把各种激素一查，也没等结果回报就送上台做手术了，手术还是经颅入路做的，因为该垂体瘤非常大。

通常来说，多数垂体瘤按照目前国际上的通行做法，是经蝶窦入路手术摘除。有关垂体的手术，最早期刚刚能够做脑手术时确实是经颅入路，但是经颅入路是很难将垂体瘤彻底切除的，因为垂体窝位置非常深，所以常常不能够达到彻底清除肿瘤的目的。而蝶窦在垂体窝的正下方，再下面就是鼻窦和口腔，因此从路径上来说，经蝶窦入路的手术是更为方便的选择。然而历史上这两种术式却是“各领风骚数百年”。最早在20世纪初就已经有外科医生尝试了经蝶窦入路的手术，而这一术式在美国“神经外科之父”哈维·库欣的手上被完善。但随着他将经颅入路的手术也完善到一定程度，发现经颅入路的手术的死亡率低于经蝶窦入路的手术，于是摈弃了后者，从此经颅入路的手术成为主流。但经蝶窦入路的手术仍一直有少数外科医生在坚持。至20世纪70年代后，随着抗生素的使用和显微器械的不断改进，经蝶窦入路的手术重新成为垂体瘤手术的首选。

然而这位病人的垂体瘤真是非常大，高度达到了3厘米，体积估计超过正常垂体10倍之多，因此这个垂体瘤无论是开颅从上面手术还是从下面经蝶窦入路做手术都不可能切干净。所以这位病人做了经颅入路的手术后切除了2/3的瘤体，但也只能到此为止了。该院神经外科给他的诊断是肢端肥大症，也就意味着这个垂体瘤是分泌生长激素的。手术后病人体重一直在逐渐下降，被告知是病情好转的迹象。但是再过2个月，病人开始出现明显心悸、多汗的症状，于是他再去手术医生处随诊，查了甲状腺功能以后，手术医生说你这个病不对劲，我们治不了了，你还是到北京协和医院看吧。于是他来到我院又首先看了神经外科，一看甲状腺功能检查提示甲状腺功能亢进症，不能立即手术，立即让转内分泌科。收入院以后，根据外院资料和病人临床表现，这是一个典型的垂体促甲状腺激素（TSH）瘤，因为TSH具有刺激甲状腺产生甲状腺激素的作用，垂体分泌TSH增多，病人的甲状腺激素水平就会升高，所以病人会产生高代谢症状。他的激素谱完全符合该诊断，所以我们赶紧按TSH瘤进行进一步检查和术前准备，同时又因为他之前在外院诊断了生长激素瘤，而病史询问和查体又发现了许多似是而非之处，因此我们把生长激素轴也给他好好查了查。

我们判断生长激素瘤的一个重要检查叫作葡萄糖生长激素抑制试验，就是喝标准剂量的葡萄糖水以后在固定时刻查血清生长激素水平。这时候如果受试者是一个正常人，测出的生长激素谷值应该降到1.0ng/ml以下，反过来说，如果这个试验的结果降至1.0ng/ml以下，我们就认为受试者生长激素没问题，不存在生长激素瘤。如果受试者已经确诊垂体生长激素瘤并做了手术，这个试验结果能够降到1.0ng/ml以下，我们就认为手术做得极为彻底，一点瘤子都没有了。

这位病人做完葡萄糖生长激素抑制试验，发现生长激素的初始值仅有1.0ng/ml，谷值只有0.5ng/ml，这说明什么呢？如果先前肢端肥大症诊断成立，这一结果就说明外院的神经外科医生水平非常高，一刀将生长激素瘤全切干净了，但实际上手术只切除了这位病人垂体瘤的上部，蝶鞍里仍然遗留着1/3的瘤体，遗留的部分依然比正常垂体大许多。问题是病人目前诊断垂体TSH瘤并无任何疑义。依此推理下来，最为不可思议之处是这个垂体瘤上面一部分仅分泌生长激素，下面一部分仅分泌TSH，这是两个瘤体挨在一块吗？我们虽然见过若干垂体生长激素合并TSH瘤的病人，但是生长激素瘤和TSH瘤各长了一个，还挨在一块形成一个垂体瘤的样子，实在是天方夜谭。

当然，我一直保留着另外一个想法，还有一种可能是垂体生长激素瘤根本就没有存在过，它从一开始就是个垂体TSH瘤，但遗憾的是病人原先并未行葡萄糖生长激素抑制试验，所以当时情况无法准确判断。但病人的血清胰岛素样生长因子-1（IGF-1）确实是远高于正常值，至我院入院后已降至正常。因为IGF-1是生长激素的下游激素，并且较为稳定，因此我们通常用IGF-1水平间接判断垂体生长激素瘤的活动程度。而这一逻辑与血清IGF-1水平变化相矛盾。

垂体瘤中是否有生长激素瘤的成分对病人的预后还是有一定影响的，因此我还是希望能够把这一问题探讨清楚。这位病人从一开始就不是因为垂体激素过多就诊的，要么是垂体瘤占位效应引起视野的缺损导致跌跤，要么就是意外了。但如果一开始就是功能性垂体瘤，病人应该有临床表现。而病人在外院手术前检查甲状腺功能时其实已经提示有TSH瘤的可能，只不过外院手术时并未注意这一点。尽管住院医师已经将相关情况问了一遍，首次查房时我也问过，我还是决定再去复核一次。

这位憨憨的汉子虽然来自北方，但精精瘦瘦的体型几乎让人真的以为他就是东南一带的本地人。我仔仔细细询问了这位病人近10年的情况，他表示，他在这次得病前一直很胖，主要是这次手术后瘦下来的，达到40斤之多；开始时以为是手术后病情好转，后来听住院医师说是甲状腺功能亢进症导致。近10年慢慢长胖的过程中确实鞋穿不下的情况发生过多次，但自己认为是胖导致的。过去出汗也不少，但最近尤其多。皮肤一直多油，患甲状腺功能亢进症以后似乎有所好转。手指原先较粗，现在体重下降以后变纤细多了。总之，想核实病人以前是否有肢端肥大症的症状和体征，却始终没法下结论，因为所有临床表现都太过似是而非，我甚至非常想让病人提供一下几年前的照片以资对比，但病人表示他胖了以后就不愿拍照片了，因此根本找不到照片。我把我的想法和顾虑向病人和盘托出，病人是个乐天派，表示他昏迷了被救过来已经很幸运，手术后居然还把10年来苦恼不已的肥胖解决了，现在只是经常心脏跳得不太舒服，相信我们也能给他治好，他也会全力配合的。

于是我最后提请了全科大查房。我在病情分析时把两种可能性均提了出来，并且用这首词把我的想法阐述出来。如果认为这垂体瘤是上部生长激素瘤而下部TSH瘤的混合瘤，即“双瘤若比邻”，则这垂体瘤太奇特了，这两个瘤挨在一起居然完全看不出来，真是“泪眼难分府”。我确实读片读得被阅片灯的强光刺激得眼泪都流出来了，仍然没找到可能的明显分界；我也曾经把他原来的MRI检查结果请放射科相关专业医生仔细审查，最后也是同样的结论。而且，如果这一假说成立，则东南地区这家医院的外科医生实在是“游刃翩翩舞”，能够完整地切除了上部的生长激素瘤（“妙手摘其兄”），这手术境界绝对是炉火纯青了。因为怎么看都觉得是一个极小概率的事件，发生的可能性几乎为零（“空中蜃阁言”），所以另一种可能性更为靠谱，即病人诊断仅仅是一个垂体TSH瘤，但此前外院的IGF-1水平明显升高则无法自圆其说。但是病人在第一次术前由于种种原因没能做最直接的功能试验，现在这诊断只能“惴惴成迷雾”了。好在当前的处理方法并无争议，加上病人行生长抑素抑制试验后甲状腺功能已经降至正常，所以“不若斩余瘤”，送神经外科手术，把剩下的肿瘤做经蝶窦入路手术全部切除，等病理结果出来再看看能否对诊断有所帮助吧（“回首经行处”）。

后来手术十分顺利，随访时根据复查的MRI检查结果判断手术做得很彻底，而病理免疫组化的结果依然未能对这位病人的诊断有更多的帮助。组织化学染色显示生长激素染色阳性，TSH染色也是阳性，怎样解释都可以。因此最终我们还是没有确凿的诊断，但好在解决了病人的问题，这也足够让我们满足了。事实上有相当一批病人，我们很可能不能明确诊断，但是能通过治疗解决问题也是非常好的结果，我们只能尽我们所能。对于这位病人，除非他病情复发并且证实又出现了垂体生长激素瘤，否则这诊断是不可能明确了。当然，我心底里还是希望他不要出现任何病情反复，祝这位既不幸又万幸的病人今后一切顺利。

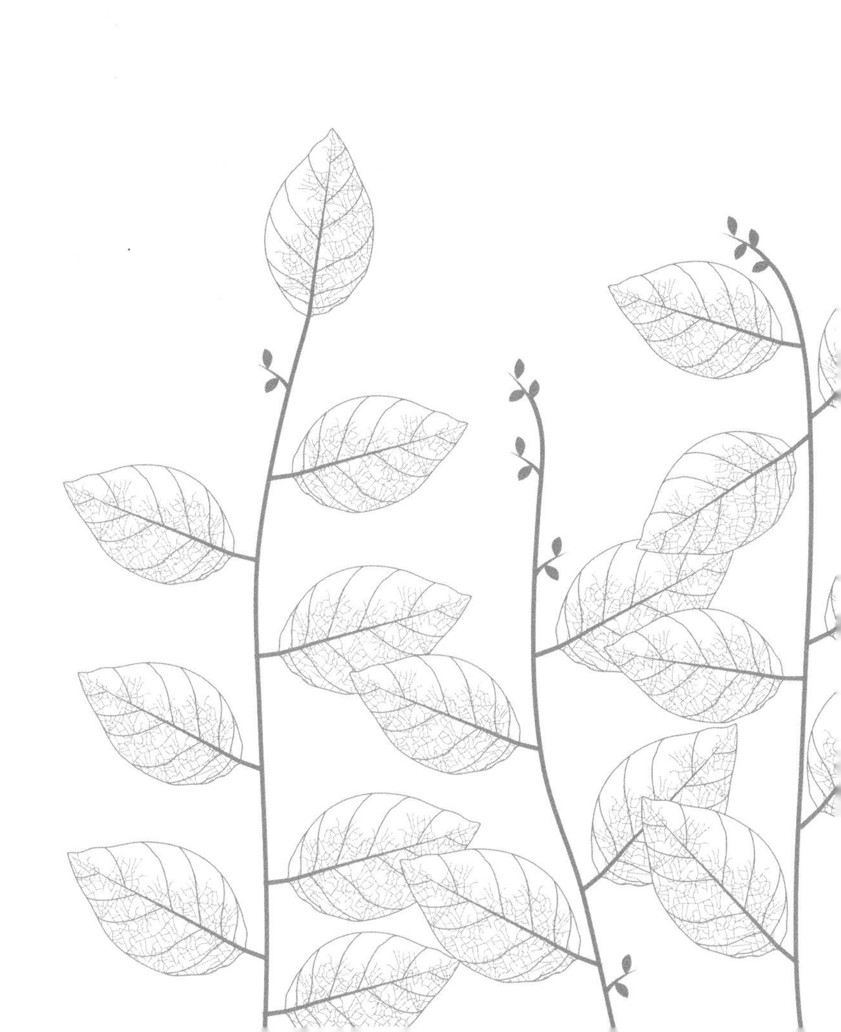

扁蟲無奈誤入歧途空
相睐童子何辜尿比龍
湫恨難書迷離撲朔
抽絲剥繭心孤寞蟲盡
天年鴻爪雪泥亦邈然

減字木蘭花 扁蟲

减字木兰花

扁虫无奈，误入歧途空相睐；
童子何辜，尿比龙湫恨难书。

迷离扑朔，抽丝剥茧心孤寞；
虫尽天年？鸿爪雪泥亦邈然。

（2014年）

减字木兰花·扁虫无奈（异常中枢性尿崩症）

这一首也是叙述了一位非常特殊的病人，最开始的时候他的病情一度让我觉得眼花缭乱，而最后这位病人终于安心地回归了社会。

这位病人是因为中枢性尿崩症就诊的，他自从被诊断为中枢性尿崩症以后，接受了各种各样奇奇怪怪的治疗。病人中枢性尿崩症的诊断早已被当地医院在进行正规诊断试验后确定，然而中枢性尿崩症的原因是什么却一直众说纷纭。

当我在那一轮接管病房时，这位病人其实已经住院3天了。我见到他第一眼却首先想到了库欣综合征。其原因就是，在未能明确病因诊断的情况下，他在外院曾经被按照淋巴细胞性垂体炎进行治疗，用了大剂量糖皮质激素冲击，冲击治疗后又继续用足量糖皮质激素口服一个月。这样治疗的结果就是，这位病人的向心性肥胖极为明显，尽管才处于十几岁的青春后期，类似库欣综合征的各种并发症如高血压、糖尿病、血脂紊乱均已出现。

病人在激素减量至一半，且糖皮质激素治疗未见疗效的情况下，又去了另一家医院就诊，用上了抗结核效果最强的药物联合治疗，治疗时间长达半年。而这抗结核治疗的不良反应对这位病人来说非常明显，所以他真是受了不少苦。最终他来到我们医院，门诊就诊以后就收入院诊治了。

在核实病人中枢性尿崩症诊断确立以后，我就开始推敲影像学证据，糖皮质激素治疗有效的疾病看来可能性都不大，也就意味着肿瘤性疾病的可能性会更大一些；当然，其他少见的疾病可能也不能排除。而能够入手寻找线索的途径首先是做垂体的影像学检查。然而，这位病人的MRI检查结果让人感觉非常奇怪，垂体后叶的高信号确实是消失了，但这垂体的信号却十分异常，第一印象是有点乱糟糟的，与以前熟悉的疾病相比都非常不一致，但又很难描述清楚。非鞍区部分也有若干奇怪之处，有些地方看起来似乎是由于病人在检查过程中有轻微移动而产生的伪影，但与以前见过的伪影又有一定区别，因为伪影通常会导致多处影像同时产生。

好在在我接管病房之前，当时的主治医师就已经让病人家属把所有的影像学资料都寄过来，寄到以后，我们干脆全部交给放射科，请来放射科教授帮忙看这位病人的影像学资料到底应如何做解释。

放射科教授花了好几个小时研究病人的数十张片子，然后突然给我们病房打了一个电话说这位病人太特殊了，病变应该是寄生虫造成的，最可能是曼氏迭宫绦虫感染后进入颅内造成的。这个解释确实让我们大为震惊，因为引起中枢性尿崩症的各种情况我见过的其实还是很多的，但寄生虫引起的真是从来没有见过，甚至于可以说没有听说过。

我们就赶紧跑到放射科去请教寄生虫的证据到底在哪里，放射科教授就把不同时期的相似位置的影像拿在一块并列排在灯箱上比较，发现病人颅内的病变有一个非常特殊的表现：它是游走性的，就是说某年你发现某个地方有一团东西不知道是什么，然后过了一年另外一个地方又出现了一个不同形状的东西同样无法解释，而原先的那个位置又似乎被修复了（仍然留有一些痕迹），所以这样一来将若干相同层面的磁共振影像并列放在一起，按时间顺序仔细推敲一下，就明白它其实是一个很典型的游走性病变。

而游走性病变怎么解释呢？最可能的解释是寄生虫。而曼氏迭宫绦虫是造成这类颅内问题最为常见的一种寄生虫。我们立即查阅了寄生虫学参考书和相关文献，却没有查阅到真正能引起中枢性尿崩症的；然而从理论上来说这种可能性是存在的，曼氏迭宫绦虫进入颅内以后，可以钻到脑的任何一处，继而引起各种各样的神经系统症状，钻到垂体后叶这么一个隐蔽地方的概率虽然很小，但并非不可能。

于是我们就开始追问病史，看看病人到底有没有这方面的可能。曼氏迭宫绦虫感染一般都是吃了生的东西造成的，但是这位病人本身是个青春期少年，在家里进餐是没有这方面的问题的。最终挖掘出来的是，在起病之前数月，病人确实与同学出去在路边的小摊吃过烤羊肉串。因为家是在南海之滨，如果真是烤羊肉串，理论上倒不至于发生曼氏迭宫绦虫感染，但是客观上来说，确实有无照摊贩用蛇肉、老鼠肉来伪装成羊肉，再用色素一染，让你完全看不出来，加上辣椒油后更是很难吃出异常。这时候如果没烤熟，曼氏迭宫绦虫趁虚而入并非不可能发生。问病史问来问去也就问到这个情况为止了，也就是不能排除，但查无实据。

这个病例太特殊了，无论如何是必须提请大查房的。

查房的时候我填出了词的上半阙，“扁虫无奈”，就是指曼氏迭宫绦虫，它是属于扁虫动物门的。说扁虫跑进了颅内其实也是无奈，因为进入颅内以后它其实并没有真正的繁殖机会，所以说是“误入歧途”，进入脑组织跑来跑去，白白地找了一个宿主而不能延续基因。“童子何辜”，即指这位病人实在是非常不幸，就吃了一点半生的东西，竟然出现了多尿到有如龙湫瀑布一样的症状（“尿比龙湫”），也就是出现了非常典型的完全性尿崩症表现，每天尿量可以达到1万毫升以上。

大查房时所有的教授一致认为：首先，尿崩症我们必须对症治疗，我们有替代治疗的手段，住院期间已经用上，应该把用法继续优化以适应病人的情况；其次，梳理目前用药情况，把其他没有根据的抗结核药、糖皮质激素这些按规矩停了，尤其是糖皮质激素，因为它是从冲击量减下来的，减量期间还要警惕戒断反应。从病因的寻找上来说，建议我们要进一步寻找证据。

于是我们就努力地想办法，包括给他做腰椎穿刺取脑脊液检查，然后在一位教授的建议下把脑脊液送去做了一个DNA测序，看看能否测出曼氏迭宫绦虫的DNA序列，但最后还是没有发现任何的线索。最后病人在治疗方案优化以后，满意地出院了。

尽管病人满意出院，我们还是感到非常遗憾。因为并未真正找到寄生虫的证据，结果依然是“迷离扑朔”——我们根本没有找到结果；我们花费了很多精力还是没能找出病因，可谓“抽丝剥茧心孤寞”。

此后病人每年均来随访，每次就诊时都非常高兴；糖皮质激素也减到了生理剂量，已经正常工作，回归社会了。随访好多年，也反复多次进行了垂体磁共振检查，令人欣喜的是，病人的磁共振影像再也没有过游走性改变。

有一次，我在门诊结束后细细思考了这个问题：为什么病人出院后的磁共振影像不再改变？我想，最可能的原因是，这个导致尿崩症的曼氏迭宫绦虫，要么就是寿终正寝了，要么就是被抗结核药之类的药物杀死了。尽管没有证据表明抗结核药对寄生虫有效，但是仍然不排除这些化学药物间接产生了一些反应导致了虫的死亡，至少再也不活跃。然而，我们其实还是没能找到任何的证据，所以最后这一句“鸿爪雪泥亦邈然”，其实我们连“雪泥鸿爪”都不能算找到。

当然，能够聊以自慰的是，我们对这位病人已经做了最好的处理，他后来的生活基本上来说除了尿崩症需要对症治疗外，其他方面都逐渐恢复正常了。这又是一个能够有效治疗而未能发现病因的例子。

紛繁激素源何處盡在瘤中
貯金睛火眼鑒妖瘤滿目真
凶處處似迷樓低糖高鈣加
餐苦終賴銀刀度運斤聖手
意踟躕遊刃恢恢瘤海奈何乎
虞美人奈何瘤海迺適書

虞美人

纷繁激素源何处？尽在瘤中贮……
金睛火眼鉴妖瘤，满目真凶处处似迷楼。

低糖高钙加餐苦，终赖银刀度。
运斤圣手意踟蹰，游刃恢恢瘤海奈何乎？
（2017年）

虞美人·纷繁激素源何处（难治性1型多发性内分泌腺瘤病）

这首《虞美人》，描述的是一位让我感到心情非常复杂的病人，而她罹患的疾病也是内分泌领域特别复杂的一种疾病——多发性内分泌腺瘤病（MEN）。

多发性内分泌腺瘤病指多个内分泌腺体均发生肿瘤，常规分为1型和2型，现在也有一些新的分类方法。我们这例病人的诊断是1型，通常简称为MEN-1。上学时有一个口诀叫“胰旁垂”，即指胰腺内分泌肿瘤，致甲状旁腺功能亢进症的多发甲状旁腺腺瘤，再加上垂体瘤。至于垂体瘤具体是哪一类，其实不一定；哪种胰腺内分泌肿瘤也不一定。

那么这位病人入院时有哪些肿瘤呢？导致低血糖的胰岛素瘤、导致高钙血症的甲状旁腺腺瘤，还有相对更为少见的胃泌素瘤。

这位病人刚刚收入病房的时候，病情实际上非常重，几乎可以说是奄奄一息。当时我们常规先请到基本外科医生来会诊，外科医生看了一眼就说，这位病人耐受不了手术，太虚弱了，不要考虑了。当时病人上吐下泻，症状很重，我们也迅速请了消化科会诊医生来帮忙，用上了抑制胃酸分泌的药物，配合肠内营养，硬着头皮对症治疗了一周，发现病人的病情大致稳定下来了，接着终于有机会给她好好地评估一下了。这位病人有明确的低血糖症表现，因此胰岛素瘤的概率很大。而胰岛素瘤诊治实际上是我院强项，胰岛素瘤的定位诊断一般已成常规。自从我们2003年灌注CT的技术应用到胰岛素瘤定位以来，哪怕是直径接近0.5厘米的肿瘤，我们都一定能看得清清楚楚。再加上2014年前后我们又有了核医学的镓-68标记的胰高血糖素样肽-1（GLP-1）受体显像，又有了高清的胰腺磁共振检查技术，对胰岛素瘤的定位诊断已经不是难题了。所以我们以最快的速度安排了胰腺灌注CT的检查，但结果回报时，我被吓一跳。因为报告写了一大篇，描述了5个0.5厘米以上的肿瘤各自长在哪里，每一个肿瘤的形态如何；然后说还有若干小于0.5厘米的肿瘤，我拿起CT影像一看，满眼都是肿瘤占位，胰腺里面简直可以说是充斥着的肿瘤。

再看高钙血症的问题。其实高钙血症也是非常危险的，真到高钙危象的程度也是致命问题。所以病人入院后，我们一边给她加上营养支持，一边还得每天给她大量输液，同时还得用上各种降钙的治疗方法，才能把血钙控制下来。而病人的高钙血症一定源于甲状旁腺功能亢进症，但到底应该切除哪一个或哪几个甲状旁腺，就需要定位诊断了。MEN-1病人中，多数还是多发腺瘤，所以在病人血钙高同时血清甲状旁腺素也高的情况下，定位诊断是必须的。

甲状旁腺显像做的是我们经典MIBI显像检查，专查甲状旁腺的，而用生长抑素受体显像是打算筛查一下有没有恶性胰岛素瘤的可能性，加上我们还有一个当时几乎只有我院能够开展的特殊检查，就是用于查甲状旁腺腺瘤的，叫碳-11胆碱PET-CT，都给她做过了。但是，结果回报时又出现了一件让人目瞪口呆的事，MIBI显像显示了左上异常，而生长抑素显像结果回报显示胰腺无特异性高摄取，甲状旁腺倒是显影了，还是两个（左上、右下），等碳-11胆碱PET-CT结果出来之后傻眼了，左上、右上、右下，到底哪个才是“真凶”，或者都是“真凶”，所以说“满目真凶处处似迷楼”。

本来我们特征性甲状旁腺显像只做一项检查，结果做了三项以后显示了三种不同的结果，倒底是一个腺瘤、两个腺瘤还是三个腺瘤？当时拿到结果之后都觉得目瞪口呆，无法解释，后来仔细想想还是可以自圆其说。这三个甲状旁腺很可能都是腺瘤，只是活跃程度不同，导致不同显像的结果不统一。想明白以后突然反应过来，这位病人得养了多少瘤呀？

甲状旁腺长了三个瘤，胰腺上长了一堆瘤，到底怎么办呢？我的想法是我们还是得优先切胰腺的肿瘤，因为胰腺里面有胰岛素瘤，还可能有胃泌素瘤，而我们通过肠内营养已经把病人从奄奄一息恢复到了精神百倍，在这个窗口期一劳永逸地切除所有可能的胰腺内分泌肿瘤应该是一个最佳选择。

然而，胰腺外科医生来会诊之后，却说病人目前一般情况很好，不宜手术。我就很诧异地问为什么不宜手术。回答是，如果要做手术只有一个选择，就是全胰切除，而全胰切除之后，病人胰腺的外分泌功能、内分泌功能全部都需要替代，就是说她必须每日胰岛素强化治疗加上每天服用胰酶制剂才能解决基本生活问题，生活质量大大下降。几乎没有病人愿意接受这样的治疗，除非术前的生活质量已经极差。我实在不死心，又问为什么不能把胰腺里面的肿瘤一个个剔除掉呢？按说技术上是可行的。但外科医生回答也让我彻底死心：这么多肿瘤一个个剔除以后几乎必然产生严重胰漏，而这一副作用的严重程度是不能被接受的。我当时的心情几乎是绝望的："游刃恢恢瘤海奈何乎"，居然肿瘤多到了外科医生无法动手的地步，真是徒呼奈何！

既然胰腺手术不现实，那么就只能优化对症处理方案，短期倒也是可行的。但还有另一个问题，甲状旁腺手术是否有望进行，高钙血症的风险如果能够解决，对病人健康也是非常有利的。请来会诊医生看病人，结论是可行，但需要排队，安排在一个月以后手术。这让我宽慰许多：既然胰腺手术不能做，甲状旁腺手术解决高钙问题也算部分解决问题，如果胰腺方面的病情严重到不可收拾时再做全胰切除也是个保留手段，于是让病人用着优化过的治疗方案出院，并且预约了基本外科医生的复诊号。

事情发展到这里，看起来我们做的尽管不算特别理想，但也算现实情形下的最佳选择了；而且，把一位奄奄一息被平车推入病房的病人对症治疗到活动自如走着出院，后续安排全部妥当，也算是尽心尽力了。

然而，一个月后这位病人该去外科手术的时候，我已经轮转回门诊工作。有一天上午，她突然跑到门诊来见我，对我说："李大夫，非常感谢你，我现在感觉非常好，所以我决定不做手术了。"我顿时一脸愕然，几秒钟后我急切地说，你不做手术是解决不了问题的，你真的非常需要手术治疗，你如果不及时做手术这个病还是会更严重的，高钙到一定程度还会有生命危险的。结果哪知道她突然说了句："你说的话怎么这么难听！"就拂袖而去，然后留我在座位上无可奈何。

这时候又想起了纳兰性德的词《摸鱼儿》，"有多少雄心，几番恶梦，泪点霜华织。"

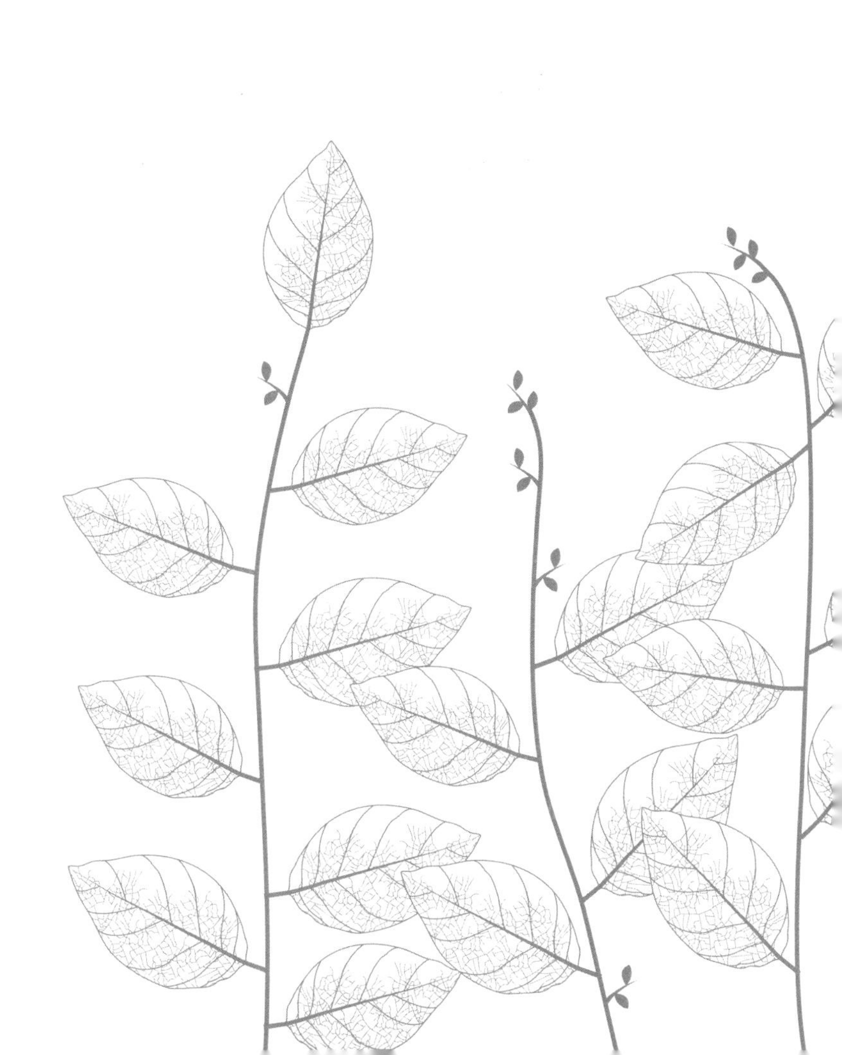

孕期高鈣復何求產
子若行舟銀刀高掛
窗牖進退俱孱愁創
已愈淚長流恐凝眸
但堪回首思忖而今
未雨綢繆

許衷情 高鈣

诉衷情

孕期高钙复何求？产子若行舟。
银刀高挂窗牖，进退俱孱愁。

创已愈，泪长流，忍凝眸？
但堪回首，思忖而今，未雨绸缪。

（2017年）

诉衷情·孕期高钙复何求（妊娠1型多发性内分泌腺瘤病）

这首《诉衷情》，讲述的是另一位MEN-1病人。这位病人更为特殊之处是妊娠。

在这位病人入院的时候，妊娠已20周，同时伴有高钙血症，但血钙高得并不是特别离谱，远未达到高钙危象的程度。

这位病人尽管在内分泌科是第一次住院，但其实此前已经多次就诊。她数年前就因为低血糖症行胰岛素瘤手术，又在发现垂体瘤后也进行了手术治疗。随访期间又发现了轻度的高钙血症，显然这是甲状旁腺功能亢进症，门诊医生就跟她说，你这个高钙血症应该就是甲状旁腺功能亢进症了，你准备手术解决吧。但这位病人非常不安地和门诊医生商量说:“呀！这个全家都等着我怀孕了，已经为我花了那么多钱了，我是不是能先怀个孩子？”

门诊医生就觉得这个要求是可以考虑的，根据原则，甲状旁腺功能亢进症轻度高钙血症病人如果合并妊娠，在妊娠中期动手术来解决甲状旁腺功能亢进症是一种可行的选择。这样一说病人就高高兴兴回去了，快到妊娠中期的时候前来随诊。当时最合适的手术时机是妊娠20周，这位病人就在妊娠18周时来看了门诊，于是就被紧急收入院，我们立即以最快的速度安排了孕妇能够做的全面检查，而甲状旁腺的定位也比较明确。

我们的观点是高钙血症总体来说无论是对孕妇还是对胎儿均可能有一定不良影响，而且最大的一个潜在风险是分娩后可能出现新生儿低钙血症，如果当时不能及时抢救会导致新生儿死亡。因此我们认为首选处理还是尽快手术治疗。然而，当我们请到外科会诊时，外科医生表示手术是不能做的，绝不倾向于首选手术，也没有手术指征。

这一下就让大家很尴尬，而我们只能跟病人交代实情。因为这件事的主动权并不在我们手上，风险确实也不是我们承担，所以其实我们一定程度上也非常理解外科医生。我们向外科医生强调了分娩后新生儿低钙血症的风险和后果，但外科医生仍然认为这不足以达到手术指征。他们认为：第一是这件事情并非一定会发生；第二是即使这件事情发生，如果当时产科能够及时处理，准备工作充分，也能够抢救过来，不就是静脉推注葡萄糖酸钙嘛，所以也并非特别困难。

说到这儿，我们就没有办法再往下交流了，这件事情让我们非常尴尬，好在这位病人非常通情达理，就跟我们说，好吧，那么回去以后要注意什么？

我当时就跟她说，你回去以后不要在一般的妇幼保健医院分娩，一定要到省会城市的三甲综合大医院分娩，并且要跟他们说清楚，你是有可能出现新生儿低钙血症的，让他们提前做好准备工作。

这个病人没有任何的抱怨就出院了，我其实当时异常感激，也异常内疚。病人出院以后到底怎样，在当地医院分娩情况怎样，因为我并非骨代谢专业，并不负责她的随访，所以病人的情形不得而知。等到过了一年，我恰巧又接管了病房，突然这位病人到病房找着了我，告诉我后来生孩子一切都顺利，也没有发生新生儿低钙血症，但是她希望把这手术尽快做了，因为这一个月她家里有人帮她带孩子，但是一个月之后她就又没有机会出门了。我在她前次出院时，就跟她说过这个问题应该解决，并且表示，如果她后面还想到我们医院来解决，而我又在管病房的话，我一定会尽全力帮她。所以，这时候她既然来了，我立即二话不说就跟总值班医生商量，提前让她住院诊治。

但再跟外科医生商量的时候，外科医生认为手术是必须的，也是有手术指征的，也没有太大的风险，但是她得排队，得排到两个月以后。这时候她就忍不住哭了，她表示她只有这一个月的机会，这之后她都不一定能够出来看病了。

我们只好又提请了大查房，大查房的时候我就把这首词拿出来了，就说这件事情我们在最开始的时候其实就应该跟病人商量好，因为后面的所有的事情并不是说主动权完全在我们科，也不是所有人都会按指南的推荐去执行，所以不可知的情况是非常多的。

因此，我们最开始决策的时候，其实应该跟病人商量，和外科一起进行一个医患共决策。如果当时做到了医患共决策，那么完全可以做到未雨绸缪，把后来的情况都想到，也许这位病人就不会遭遇这么多坎坷。而大查房以后，当时门诊给她看过病的教授直接联系了手术医生，后来外科给她加台做了手术，术后血钙降至正常，病人欢天喜地地出院了。

尽管这是一个皆大欢喜的结尾，但这件事情实际上是给我们提了个醒：在很多复杂的情况下，我们最好事先能够和病人做到充分交流，并且应该进行医患共决策，对病人来说也是寻求最佳解决问题的途径。

何物效顰胰島素一意孤行憾失卻鄭步怎奈降糖無限豪巨癌小肽掀迷霧聖手銀刀遊臟腑七級浮屠旦夕高如許力過糖魔歸地府丁男終得為人父

蝶戀花 巨癌迷霧 迺適書

蝶恋花

何物效颦胰岛素？
一意孤行，憾失邯郸步。
怎奈降糖无限处，巨瘤小肽掀迷雾。

圣手银刀游脏腑，
七级浮屠，旦夕高如许！
力遏糖魔归地府，丁男终得为人父。

（2016年）

蝶恋花·何物效颦胰岛素（胰岛素样生长因子-Ⅱ肿瘤）

这首《蝶恋花》描写的是一位低血糖症的特殊病人。虽然是低血糖症，但对于这位病人来说，引起低血糖的物质却不是常见的胰岛素，而是胰岛素样生长因子-Ⅱ（IGF-Ⅱ），而这个具有降糖作用的非常规激素，却不像胰岛素那样能够常规测定。

这位病人是一个30岁的男性，就诊时的症状是反复发作低血糖，已经出现过昏迷的情况，幸亏抢救及时。入院后我们按照常规思路先做定性检查确定低血糖时胰岛素分泌是否增加。胰岛素瘤病人就是在低血糖时，血清胰岛素水平还能够维持较高的水平。结果当病人真正出现低血糖的时候，测定的血清胰岛素水平偏偏低于可测值。

所以这位病人一定不是胰岛素瘤，不仅没有胰岛素瘤，而且胰岛素被抑制得相当明显。这样匪夷所思的结果说明最可能的原因是一种非胰岛素的激素发挥了降糖作用，而首当其冲的候选激素就是IGF-Ⅱ。然而国内并无检测血清IGF-Ⅱ的试剂。因此我们只能从另外一个角度的线索来着手，干脆给他筛查一下腹部CT看看是否正常。

结果在CT检查时立即发现了腹膜后的一个巨大肿物，于是我们基本上可以认定就是这个肿物分泌了降血糖的物质，而这个物质并不像胰岛素一样和血糖有着精确的反馈调节关系，所以说“何物效颦胰岛素”，引起了低血糖的症状。于是我们立即联系外科会诊，希望能够尽快手术。

但是联系外科的过程颇为尴尬，我们首先请了泌尿外科会诊，因为肿物的位置在腹膜后，这是泌尿外科的常规手术区域。结果泌尿外科会诊医生认为这个肿物挨着肝脏，宜请肝脏外科动手术；肝脏外科会诊认为应该请胰腺外科，因为低血糖问题通常为胰腺外科处理；胰腺外科会诊认为血管走行复杂，必须请血管外科；但血管外科医生看了影像学资料就说，这明明就是泌尿外科的地盘呀。因此我们非常无奈，这位病人本来就是一个特殊的情况，绝非套用常规方法能够解决，必然是特殊对待才算合理，但显然会诊医生在用常规思路来考虑。这种情况下我只好提请全科大查房。

其实，这位病人的家庭同时还有一个特殊的情况，他的爱人已经怀有7个半月的身孕了。所以，虽然我们很积极地给他联系手术，但他的内心其实极其矛盾。因为如果他不做手术，就按病房给出的对症治疗方案，还是大概率有机会见到他的孩子的；但如果手术出了问题，他再也醒不过来，就没有机会见到他的孩子了。有时候，我晚查房时见到他全家在一起，他和他的爱人相对啜泣，他白发苍苍的老父亲在一旁暗自叹气。我实在不忍心看到这一场景，一般都是尽快离开。我心底里非常希望能够帮助这个家庭一把。

大查房时我填出了这首词的上阕，分析了我对病人病情的考虑，我认为“巨瘤”必定是“小肽”的“工厂”，唯有手术才能解决低血糖。并且，我谈了这位病人家庭的特殊情况，也希望各位教授能够施以援手。我的观点得到了大多数教授的认可，综合评估，病人行手术治疗是最佳选择。

大查房刚刚结束，我这组的查房教授就立即拨通了泌尿外科主任的电话，争执了大约10分钟后，就告知我次日将会让病人转到泌尿外科准备手术。

此后手术出奇顺利。原以为手术将会非常艰难，没想到分离肿瘤时发现它并未与周围组织发生粘连，于是顺利解决问题。就此，我填出了词的下阙："圣手银刀游脏腑，七级浮屠，旦夕高如许！力遏糖魔归地府，丁男终得为人父。"

3个月后，病人再次来到门诊复诊。他自术后起从未发生过低血糖。他非常兴奋地向我展示了他小孩的照片，我也十分开心。

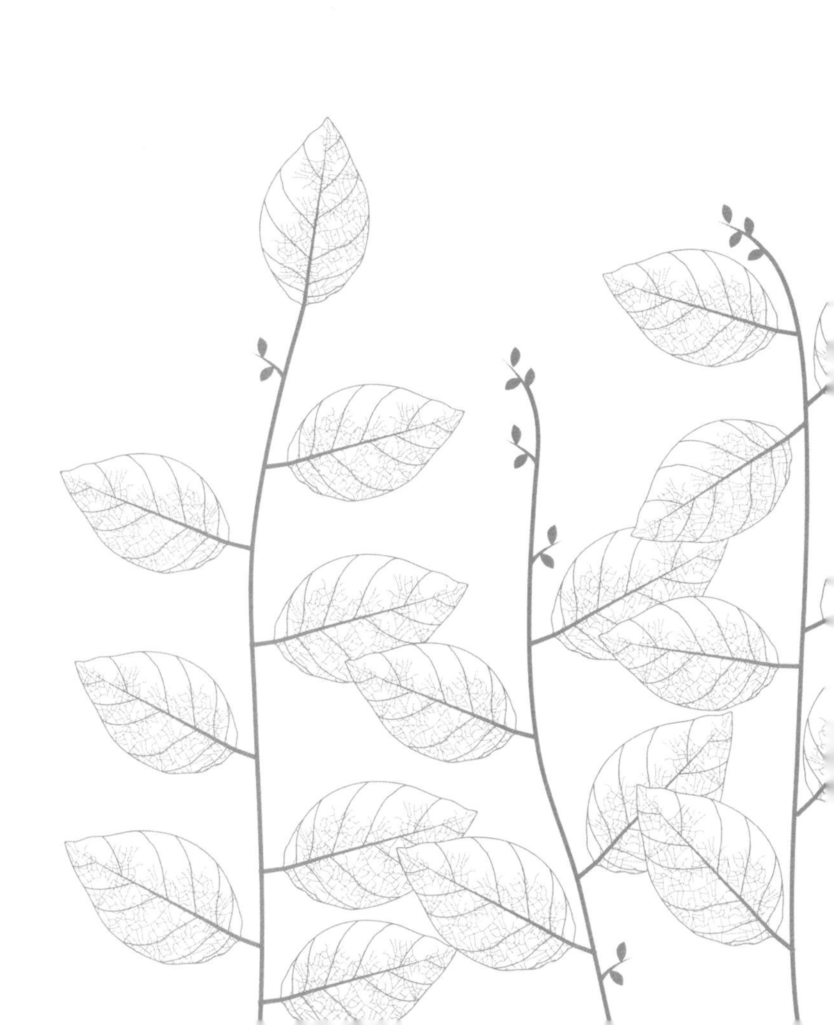

小激酶驚天能量
酵解旌麾突變毫
釐運糖竟阻消渴
名悲堪堪造化神威
正途却悠然莫為
爛漫孩童無憂
少婦慰悅心扉

柳梢青 激酶

柳梢青

小小激酶，
惊天能量，酵解旌麾。
突变毫厘，运糖竟阻，消渴名悲。

堪堪造化神威。
正途却、悠然莫为。
烂漫孩童，无忧少妇，慰悦心扉。
（2017年）

柳梢青·小小激酶（葡萄糖激酶–青少年起病的成人型糖尿病）

这首《柳梢青》讲述的是我在管病房期间遇到的学龄阶段的糖尿病姐弟俩和陪床的母亲。在病房的诊治过程其实非常顺利，但和家属交流时每每会有发自内心的感动。

那是一个秋高气爽的日子，姐弟俩一起被收入病房。护士长为了方便陪护，特地调整了病床让他俩住入同一病室。陪床的是两个小孩的母亲，进门时一脸忧虑；两个小孩倒是完全没有受到妈妈的影响，又唱又跳，看得出来住入病房的新鲜感让他们十分兴奋。

对于小孩的糖尿病，尤其是两个小孩都出现糖尿病的情况，自然首先要留心遗传病的可能，尤其是起病年龄早的单基因糖尿病。好在住院医师非常能干，第二天汇报时已经把家系图都清清楚楚地画了出来。两个小孩的父亲在3年前诊断为糖尿病，用磺脲类的降糖药治疗，血糖控制很满意，间断发生过低血糖。而祖父也是病程很长的糖尿病，但从未正规治疗，偶尔测血糖也还可以，70多岁了耳聪目明，没有什么特别的慢性并发症的表现。

对于遗传病的诊断，家族史能够提供的信息量其实很大。三代家族史，起病年龄早，病程长的病人未正规治疗但并未出现明显慢性并发症表现，这些都提示着青少年起病的成人型糖尿病（MODY）的诊断，而且是葡萄糖激酶（GCK）基因突变导致糖尿病的那一亚型MODY。这将是一个绝好的教学病例，我让住院医师赶紧去准备相关的小讲课。

GCK是我非常熟悉的一个酶，在学习生物化学课程时就已经接触过，后来我在荷兰留学做脂代谢相关基因组学研究时，又发现了GCK相关蛋白的编码基因是既影响糖代谢也影响脂代谢的，因此多次复习GCK的作用，但并未真正研读GCK突变致糖尿病的各种细节。对GCK印象最深刻的地方，就是它在糖酵解这样一个极为重要的糖代谢途径中是一个限速酶，因此说“小小激酶，惊天能量，酵解旌麾”。但住院医师准备的小讲课非常精彩，将基因突变引起的GCK活性下降如何使胰岛β细胞的感知血糖能力发生改变阐释得清清楚楚，而因为分泌胰岛素阈值上升而导致的糖尿病自然就会有其独特的表现了。

住院医师发现这姐弟俩的临床特点，几乎全部符合GCK-MODY。于是诊断思路非常清楚，将姐姐的全血DNA提取后进行测序。恰逢糖尿病组有研究生在做这方面课题，我们非常愉快地以最短的时间获取了结果，发现是一个几年前日本报道过的已知突变，这样就轻而易举地确诊了。接着，我们将她弟弟、父亲、祖父，以及其他有血缘关系的亲属的外周血均做了基因验证，结果不出所料，发现家系中患糖尿病的亲属均为这一亚型。

姐弟俩的妈妈，在日常交流中一看就能发现是一位极为能干的主妇，也十分善解人意，在病房里和医护病友相处都很融洽。然而她不时地流露出对两个糖尿病小孩的担忧，我们得到测序结果后向她详细交代了这种糖尿病的处理原则其实是“正途却、悠然莫为”，仅需生活方式调整，最主要的就是合理饮食控制，不必使用口服降糖药。这样，她不仅不用担心开销巨大，还能够将她爱人的磺脲类降糖药给停了。大约是从未预料到这样的结果，她激动地真情流露：她不怕多养一个小孩花费多，她一直喜欢小孩，要把小孩好好带大，但是这两个小孩居然都是糖尿病，听说以后不仅花费大，也治不好，还会出现并发症，一想到这个就万分难过。没想到居然是这样好的结果！虽然不能根治，却也不用药物治疗，简直是不幸中的万幸！

这样典型的单基因遗传病家系，我们也是要常规查房的，于是我们就提请了全科教学查房，同时在当天给两个小孩办好了出院手续。姐弟俩如入院时一般活泼，而他俩的妈妈笑逐颜开，正是“烂漫孩童，无忧少妇”，而我则是“慰悦心扉”。

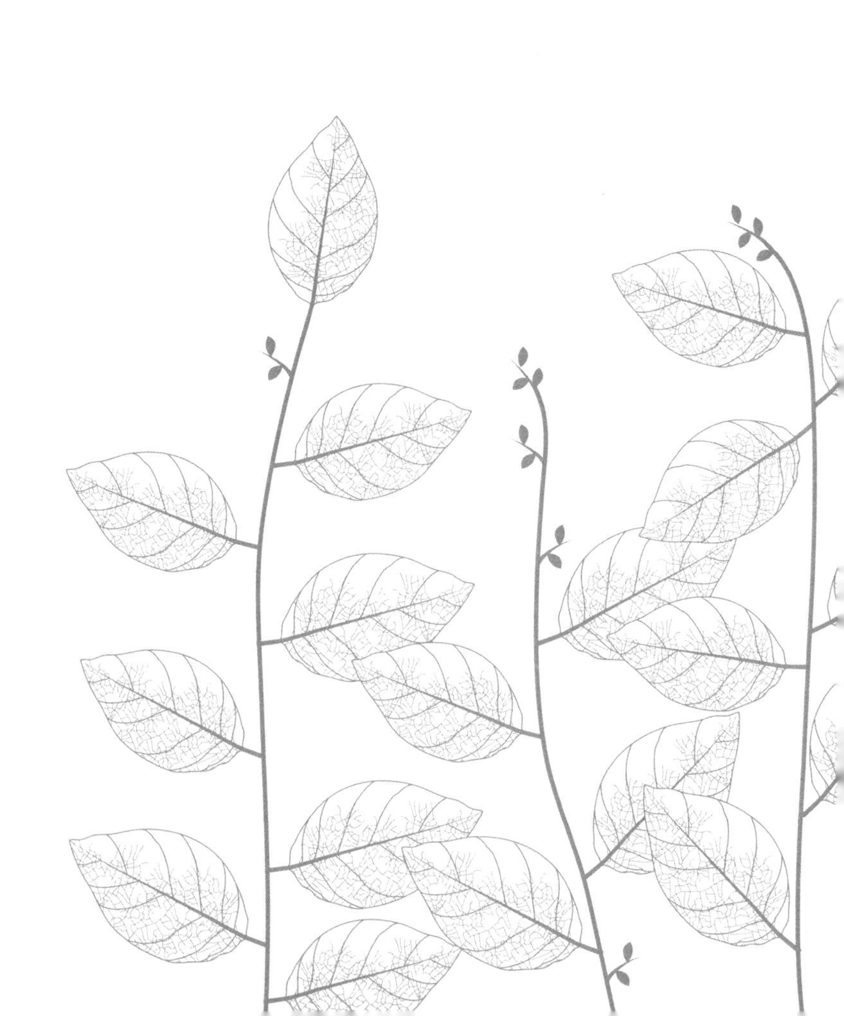

浩湯〻胰島素入海泥牛無覓
處卿我〻不思歸驅迷霧荊
棘路火眼金睛頻回顧抗體泱〻
終有數忽現狂飆胰島素鴛
鴦棒打計何如淩波步君莫舞
明日流霞滿江樹
天儂子泱〻抗體廣陵迺適書

天仙子

浩浩汤汤胰岛素，入海泥牛无觅处。
卿卿我我不思归？驱迷雾，荆棘路，
火眼金睛频回顾。

抗体泱泱终有数，忽现狂飙胰岛素！
鸳鸯棒打计何如？凌波步，君莫舞，
明日流霞满江树……

（2010年）

天仙子·浩浩汤汤胰岛素（自身免疫性血糖异常）

这首《天仙子》与其他的词略有不同，这可能是我管病房期间最困难也解决得最为成功的一个病例，这首小词可能更多的是在描述我的心境、我的感受。尽管这一病例后来入选了2011年全国内分泌年会的病例讨论和2012年荷兰糖尿病年会的口头发言，但诊治这例病人的感受却是更加让我终身难忘的。

2010年夏秋之交，我们从急诊收入一位病人，入院时看起来骨瘦如柴。他患2型糖尿病已经很多年，但是最近1年多出现了非常严重的新问题。首先，近3年他因为口服降糖药再也不能很好地控制血糖，于是启用了胰岛素治疗。开始时非常满意，但胰岛素使用了差不多1年半以后，却很奇怪地频繁出现血糖控制不佳的情况，并且后来动辄发生严重的糖尿病酮症酸中毒，这是胰岛素严重不足的表现。然而，胰岛素用量却在不断增加，已经远超一般糖尿病，但血糖依旧在正常的4倍以上，病情越来越严重，糖尿病酮症酸中毒也出现得越来越频繁。其次，因为血糖实在太高，这位病人瘦得特别快，不到半年体重就掉了四五十斤。最后他直接就住在当地医院的急诊室，必须靠从静脉拼命地输注胰岛素来降血糖，每天常常能输注到800单位的胰岛素，但血糖依旧降不下来，糖尿病酮症酸中毒也经常处于持续不缓解的状态。病人近乎奄奄一息，当地医院的医生就和病人家属说，你只有到北京协和医院试试去，你在这儿就是等死了，但到北京协和医院去也不见得有办法，你如果愿意去，就赶紧去吧。所以他就立即被救护车送到了我院急诊，当天会诊的总值班医生立即向我们科值班三线教授汇报。当时三线教授看完病人立即说，这病人的病情非常复杂危重，这种情况太少见，尽快收到病房去。

于是第二天就收到了我这个组里，我也从未见过这样的情况，病人中午收入院，我晚查房时就去看病人了，一方面是因为他确实病情太重，另一方面其实也是非常好奇。病人看起来实在是已经虚弱到了极点，我简直觉得风吹过来他都随时可能倒下去。简单与病人及其爱人交流了一下，想到他在十年前还是一个非常结实的老汉，觉得很感伤。他这段病史的神奇之处就是，虽然静脉输注进去六七百单位的胰岛素，血糖根本就纹丝不动，停留在30mmol/L甚至于更高一点的水平，这是我们平时从未经历过的情况。我当时就想，这些胰岛素都是货真价实的胰岛素药品，用在别人身上，低血糖能发生十几次，为什么在他身上没有用？这么大量的胰岛素似乎销声匿迹了，有点像“入海泥牛”。到底还有没有胰岛素呢？

我当时依据这个思路，就想到：在血糖高的时候，同时抽血查血清的胰岛素会怎样？于是就让住院医师去安排。不一会，住院医师就回来找我核实；因为我们的诊疗常规通常不允许这样查，可以抽血查血糖，但是因为使用胰岛素治疗的病人胰岛素一定是高的，所以这样查出来的血清胰岛素水平是没有意义的，几乎是个血药浓度测定，是浪费钱。因此这样的检查开出来是要被批评的，也是考试用来考见习或实习医生的一个常见问题。然而这次，我不仅坚持必须要查，而且强调了从输液肢体的对侧抽血。当然检测结果最后让我也吃了一惊。因为在同一批病人的血清胰岛素结果回报时，唯独没有这位病人的报告……我心想这真是个诡异的结果，于是直接去了实验室找到了检测胰岛素的技术员，一路上在想可能的结果。果然如我所料确实是实验室不敢发报告。然而我没有料到的是：胰岛素检测结果，直接是零。技术员是资深老师，对着我说，我已经重复过两次啦，真的是测不出啊。

尽管开始有点小小的惊讶，但是我已经断定这个“0”正是解决这位病人临床诊治问题的突破口。细细思忖，这位病人体内一定是有某种物质把胰岛素给“干掉”了，或者直接把胰岛素给“抓起来”，让胰岛素发挥不出作用。什么东西最可能呢？那我认为有两种情况，一种是迅速分解，这必须是血液里的特殊的酶，可能性很小；另外一种可能是有个物质把胰岛素彻底结合上去了，像一个大口袋，你来多少我收多少。那么是什么？我当时想这可能是一种抗体。抗体可以把胰岛素抓住，一个抗体抓一个胰岛素，那么胰岛素就不能发挥作用。我们的测定方法是化学发光免疫测定法，测定原理上就是靠设计的抗体结合胰岛素的某两个位点来实现的。因此，体内出现抗体，抓住了胰岛素的测定设计位点，则胰岛素就无法测出；而这种抗体如果同时也抓住了胰岛素与胰岛素受体结合的位点，则胰岛素就无法发挥降糖作用，血糖也就会飙升。当然，这两种位点完全可能是一个位点或者挨得很近。

想到这时，我已经觉得这个假说的可能性很大了，听起来是可以自圆其说的。病情如此危重又如此诡异的病例自然是可以紧急申请大查房的，大查房时我拿出了这首《天仙子》的上阕："浩浩汤汤胰岛素，入海泥牛无觅处。卿卿我我不思归？驱迷雾，荆棘路，火眼金睛频回顾。"意指这么多胰岛素不见了，到哪里卿卿我我还躲得无影无踪了呢？需要擦亮眼睛去找啊。

接下来，我又沿着这一思路继续做了另一个试验性举措：既然我认为它是抗体导致的，抗体的产生总是有限的，我只要输注胰岛素足够快，总有超过抗体浓度的时候，这时候胰岛素就该现出原形了。于是我就在用血糖仪密切监测血糖的基础上，不断加快胰岛素的输液速度，看到底什么时候血糖会下降。果然在拼命向静脉泵胰岛素8小时超过600单位以后，发现血糖从30mmol/L降到25mmol/L，接着再半小时就降到10mmol/L了。这时候，我又让护士抽了一管血同时测定血糖和胰岛素。这时候血糖自然是差不多10mmol/L，胰岛素测定结果又一次导致实验室没敢按时出报告。我被实验室请去谈话，因为这次血清胰岛素高到了超出检测上限，稀释上百倍都根本测不出。但这下我反而更加有底了，我向实验室表示，这就完全符合我们这位病人的情况了。

当然，这一试验性举措的戏剧性也略超出了我的设计：当血糖降至7mmol/L水平时，病人突然心慌，全身冒汗，双手冰凉并颤抖不已。尽管我在那之前半小时已经降低泵速至1/10，但仍然跟不上血糖下降的速度。尽管病人非常不舒服，却是兴高采烈，对我说，哎呀我已经记不住上次低血糖是什么时候了。陪床的病人爱人也非常高兴，因为我早查房时她问我什么时候能够将血糖降下来，我当时就半开玩笑地回答“今天”，真的兑现了。尽管从入院开始，我就一直在鼓励这对老夫妇，但那天真的看到了他们眼中的希望。

这一试验性举措可谓一举两得：既基本了解了每天控制血糖需要泵入胰岛素的大致总量，又进一步提供了胰岛素抗体存在的间接证据。当然，其实还有一“得”，是借病人出现典型症状的时机，完成了让实习医生鉴别“低血糖”和“低血糖反应”的教学。

然而，尽管我们已经拥有了间接证据，我们还需要有更为直接的实验室证据才能够证实我们的假说。于是我求助于我们科的科学家——黎明研究员。当我把这位病人的科学问题阐明以后，他迅速理解了我的想法，立即设计了一个回收率实验，从而证明了确确实实这个胰岛素是被结合了。这个试验的具体做法是，取病人2ml血分离出血清，向血清中加入胰岛素粉末（纯品），再测定胰岛素的水平，结果测出来仍然是零。因此，我们得出结论，病人血清中一定是有物质紧密结合了胰岛素，而这个物质的最佳候选就是一种特殊的胰岛素抗体。

到这里思路已经非常清楚，下一步我的想法就是该用自身免疫病的办法来进行治疗了。快速应急的一种处理是通过血浆置换将抗体过滤弃去；而更长远的办法则是用免疫抑制治疗抑制抗体的产生，这就应该能够解决问题了。于是我再次提请了全科大查房，并且同时请来了呼吸科的留永健大夫阐释了对肺部病变的见解，请来了风湿免疫科的吴庆军大夫指导免疫抑制治疗。尽管这种治疗方案风险并不算太小，但是对于这样一位病人，如果不采取这样的办法是一定没有希望的。最终我们在风湿免疫科的支持下制订了具体的糖皮质激素治疗方案。我在这第二次大查房的时候把《天仙子》的下阙已经填了出来，“明日流霞满江树”是一种象征，现在病人已经有重生的希望了，但这一治疗方案其实依然布满荆棘，我们每一步依然必须是“凌波步”，唯有小心谨慎才有可能真正地让病人脱离险境。

大查房以后我就按计划轮转出了病房，但这一方案在严密观察下开始实施。仅过了两周以后，这位病人的病情就已经明显缓解，最终每天胰岛素总用量仅需35个单位就控制住了血糖，非常圆满地出院了。其后几年多次随访，病情也非常稳定，胰岛素用量进一步减少，糖皮质激素也减到了维持量。而病人又重新恢复了活力，每次随访都精神矍铄地来找我说几句。虽然他明显不善言辞，但我其实很容易感受到他的感激之情。

这对我就弥足珍贵了。

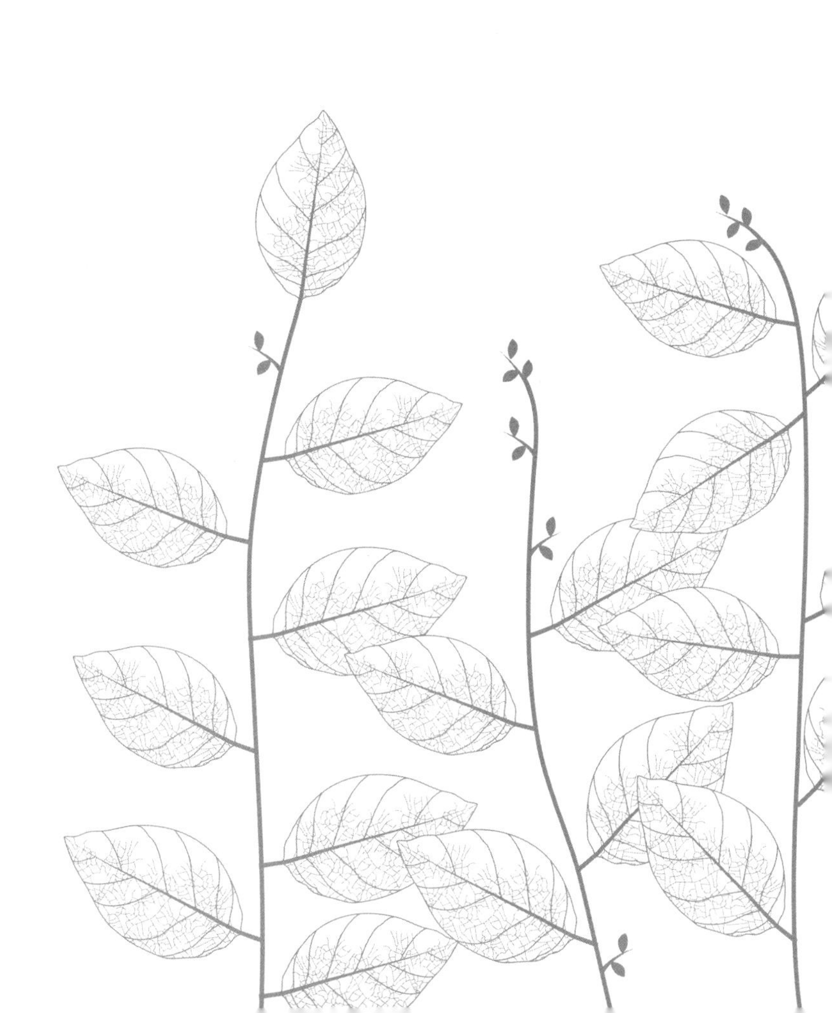

人生只有情難老
枉付癡心惡語棲心
竟墮邪魔踽步臨
重重迷霧頻遮目
瀝血辛心但倚禪心
欲解甲功病外尋

采桑子　禪心

采桑子

人生只有情难老，
枉付痴心，
恶语棰心，
竟堕邪魔蹒步临。

重重迷雾频遮目，
沥血辛心，
但倚禅心，
欲解甲功病外寻。

（2016年）

采桑子·人生只有情难老（异常甲状腺毒症）

这是一个让我刻骨铭心的病例。对于这位病人的诊治，我不是“痛并快乐着”，而是“痛”并经历了喜怒哀乐，品足酸甜苦辣咸以后回归平淡。

这位病人，是我到西南某省一个地级市的时候，当地的一个朋友介绍给我的，让我一定帮忙给他的这个患病亲戚出出主意，而这疾病正是我们内分泌科非常熟悉的甲状腺功能亢进症。我其实是极为反对“路边咨询”一类的行为的，我的信条是不完整的病史采集是极其容易谬以千里的；也特别不愿意在休假期间进行类似医疗的行为，因为不在医院门诊和病房的环境，不在工作的精神状态下，我的辨别能力实际上是打折扣的，人命关天的事怎么能不尽全力去思考呢？

但是这位朋友实在是多年好友，无法婉拒，只好声明我仅仅作为内行帮忙参谋一下，仅供参考。这位病人是一个20岁出头的女大学生，她的父母带着她来了以后，就先跟我说：“哎呀，这个甲亢太难治了，我们这个地方医疗水平看来确实不行啊，越治越重，这个甲功指标越吃药就变得越差了，所以停药已经一个月了。”我一向反感病人和家属数落就诊过的医院，但也不便当场发作；不过我更为纳闷的是，治疗甲状腺功能亢进症的药物一般来说不至于出现越吃越差的情况，顶多说不容易治好吧，除非是假药。但因为这药的定价太低，假冒这种药实在是不太可能。到底怎么回事呢？我带着好奇心对她的病史进行了一个非常详细的询问。然而，在询问的时候，这位病人，一位神智清晰的大学生，全程都在哭，病史基本上都是由父母叙述的。最后我基本上弄清楚了，治疗甲状腺功能亢进症的症状其实还算比较典型，各种检查结果也还比较吻合，但是有一个关键的指标即促甲状腺激素（TSH）受体抗体（TR-Ab）确实不高，不够符合我们最常见的格雷夫斯（Graves）病所致的甲状腺功能亢进症，但这种情况也时有发生，并不奇怪。但最奇怪的是，用了抗甲状腺药物一个月以后，甲状腺功能确实如她父母所说的，变得更糟了。我当时就跟他们说，这个结果确实不好解释，这样吧，你就干脆到北京去查清楚吧。

当时她已经停用抗甲状腺药一个月，所以我当时考虑，到了北京我就可以直接给她把核医学的检查做了，这样不管她的TR-Ab是不是阳性，核医学的检查都能够说明问题。如果这个检查显示碘摄取明显增加，那它就是一个最普通的、我们最常见的Graves病所致的甲状腺功能亢进症；如果碘不吸收，则另当别论，那会是一个比较奇怪的病，就特别值得我学习啦。

等我回到北京，她很快也来了；我立即给她开了甲状腺摄碘率的检查，但结果出来真的让我大跌眼镜，这个检查结果显示一丁点儿碘都不摄取，也就意味着这位病人甲状腺本身是没有发生功能亢进的，那么到底什么原因导致出现这样的甲状腺功能检查结果呢？当时我灵机一动，突然想到了卵巢甲状腺肿的可能性。这是一个极为罕见的病因，但这个病一旦诊断，大多是恶性的。这个病通俗地说，就是体内有一个畸胎瘤，而畸胎瘤里可以有各种各样的组织，这个病是畸胎瘤里面的甲状腺组织发生了甲状腺功能亢进症。这样的情况其实很难想到，极易漏诊。所以我就立即联系了核医学科，我说能不能特殊帮我们预约一个碘-131全身显像，这样结果出来时便可以证实，这肿瘤到底是不是卵巢甲状腺肿导致的甲状腺功能亢进症。

费了半天劲，把这个非常规的检查也给她约上做了。三天以后，检查结果回报时更加让我大跌眼镜，居然什么也没发现，卵巢根本没有一点点过量摄取的迹象，这时候我就彻底傻眼了，完全想不出来她还可能是什么样更复杂的甲状腺疾病。

于是我就把她带到我的上级连大夫那里，连大夫也仔仔细细重新询问了病史，问来问去也没有发现更好的线索。于是连大夫就跟她说，这样吧，你说的这个抗甲状腺药物看起来不灵，我们现在一共有两种抗甲状腺药物，那就换一种试试吧。于是就给她处方了另一种抗甲状腺药，让她先回去吃一个月，一个月后再复查甲状腺功能看看。病人家属临出门的时候，连大夫突然又叫住了她的妈妈，然后跟他妈妈悄悄说，你回去以后啊，把这小孩儿的房间、包什么的，都仔细看一看，看看有没有什么特殊的东西。

结果过了没几天，这家人又从当地回到了北京，再次找到了连大夫，怎么回事呢？话说她妈妈突击检查病人的房间，发现枕头底下有一大网兜的药，而且这一网兜药都是从泰国网购的药，一共有九种。连大夫看得目瞪口呆，然后打了个电话把我叫去，把那一网兜的药交给了我。我拿到这个网兜的时候，那叫一个目瞪口呆。因为在我第一次见她的时候，我就问过她有没有吃过什么保健品，有没有吃什么特殊的药，有没有吃中药……我几乎问了个遍，她都是哭着在摇头，最后病因竟然是我最开始就排除掉的，这简直让我觉得不可思议。唉，到底为什么要骗我呀？我当时真是觉得不能理解，不能接受。

当然，我首先要做的事还是要科学地把这个事验证一下，所以我找了药剂科的同事，把九种药通通都研磨成粉末，然后溶解过滤之后，再用检验科的机器去测定一下甲状腺激素的水平。最后测下来的结果，发现甲状腺激素是彻底高到了测不出。我又请检验科的同事把它稀释了再做测定，最后他们在稀释1000倍时才看到了甲状腺激素的实测数值，把我看得目瞪口呆：这个假药用的甚至不是我们合成的甲状腺素，它用的是最便宜、最原始的甲状腺素片，也就说将猪的甲状腺焙干后制作而成的甲状腺素片，假药的成本真是低到可怕。

这时候病情已经是真相大白，这位病人就是因为吃了这个所谓的“减肥药”而导致了高甲状腺素血症。这九种减肥药里面，有一种是放了大量的甲状腺激素的。这样一来，从生物学上来说，我们病因已经找到了，但是我实在郁闷的是，她这么瘦，到底为什么非要吃这样的“减肥药”，因为这九种减肥药一共2万多块钱啊，几乎花了整整一年父母给她的全部生活费啊，平时真能算是节衣缩食的程度啊。更重要的是，为啥一直骗我呢？

在随访的时候，我心里不甘，于是我就问，你当时为什么不告诉我呢，到底什么原因你非要吃这些药呢？你明明一点儿都不胖，为什么非要吃这些假药呢？结果这回老老实实跟我说了真话：因为被分手了。而被分手了以后偏偏不死心，去问为什么要分手，结果等来的就是三个字：你太胖。于是从此以后，她就疯狂地想办法找各种各样的减肥药……我当时实实在在是彻底听傻了，虽然一方面觉得我还是非常不能接受，但是另外一方面，我对她的异常行为也就有了真正的理解。这时候，我终于基本上逐渐释然了。这以后我就填出了这么一首《采桑子》，“但倚禅心，欲解甲功病外寻。”

附录1

词录

临江仙

忆昔娉婷初嫁日，冰肌玉骨纤腰。一颦一笑俱妖娆。浓妆飞燕媚，淡抹素娥娇。　　造化弄人巾帼貌，无端遍体多毛。虬髯虎背似粗豪。沉疴何日去，诊治看今朝！

忆王孙

悄然农妪历沧桑，四十茂龄鬓已霜。拄拐蹒跚泪满眶。斩奇殃，贫贱夫妻笑返乡。

菩萨蛮

波光万顷云烟澹，芦花映日千般艳。秋水碧如天，斯人独昼眠。　　翻身犹噬骨，瘤影终湮没。幸得配方磷，缓行翠泊滨。

减字木兰花

年方豆蔻，皓腕明眸莲步走；高钙疑云，峻吐羸躯一缕魂。　　膦盐威武，钙落神清堪热苦；骨髓藏凶，一柄银针捕罪踪。

南乡子

终日苦彷徨，竭虑殚精降血糖。受命倾危胰岛素，悲凉……奇痒风团罄验方。　　无奈黯容光，数载奔波兀自伤。惴惴浅尝脱敏策，惶惶。病去如烟祸迹藏……

渔家傲

消渴十年身欲暮，沉疴渐入膏肓主。妙手回春胰岛素？糖降甫，难禁瘙痒终投箸。　　脱敏巧成心若舞，风云叵测知难助。敢问脂肪仙逝处？情如故，知其不可穷寻路。

画堂春

妊娠消渴似寻常，争知九死徜徉。仙方岛素痒弥彰，骤病膏肓。　　劫后余生母子，床前属意酮糖。晏然脱敏险中藏，惴惴思量……

山花子

十月怀胎似等闲？孰知消渴甫临渊！疴痒堪禁胰岛素，竟裙湔。　　糖血骤飙奇险降，风团脱敏一何顽！人世四旬岂无惑？悟参禅……

浣溪沙

何物催生皮质醇？疯言诳语夜游神。神农自比数伤身。　　六载消磨瘤自在，一躯狂躁命犹存。劝君怜取病残魂……

浣溪沙

妙手挥匙垂体瘤。红颜不复古今愁。罪魁犹在忍凝眸？　　岩下血浆攒激素？肺中结节乃祸酋？孕期安度是何由？

临江仙

烂漫娇娃遭恶劫，玉颜顾镜神伤。桃花掩面泪汪汪。紫纹千万道，豆蔻历沧桑。　　十载求医情未泯，敢询路在何方？忍观母女咽扶将。穷经寻筚路，希冀看查房。

浣溪沙

殒命乡山不胜哀。库欣数载看形骸。真凶孰料在同侪？　　睚眦何须终怨怼？人生始悟自嬉谐。可怜地米罪盈街。

生查子

双瘤若比邻？泪眼难分府！妙手摘其兄，游刃翩翩舞？　　空中蜃阁言？惴惴成迷雾。不若斩余瘤，回首经行处。

减字木兰花

扁虫无奈，误入歧途空相睐；童子何辜，尿比龙湫恨难书。　迷离扑朔，抽丝剥茧心孤寞；虫尽天年？鸿爪雪泥亦邈然。

虞美人

纷繁激素源何处？尽在瘤中贮……金睛火眼鉴妖瘤，满目真凶处处似迷楼。　低糖高钙加餐苦，终赖银刀度。运斤圣手意踟蹰，游刃恢恢瘤海奈何乎？

诉衷情

孕期高钙复何求？产子若行舟。银刀高挂窗牖，进退俱孱愁。　创已愈，泪长流，忍凝眸？但堪回首，思忖而今，未雨绸缪。

蝶恋花

何物效颦胰岛素？一意孤行，憾失邯郸步。怎奈降糖无限处，巨瘤小肽掀迷雾。　圣手银刀游脏腑，七级浮屠，旦夕高如许！力遏糖魔归地府，丁男终得为人父。

柳梢青

小小激酶，惊天能量，酵解旌麾。突变毫厘，运糖竟阻，消渴名悲。　堪堪造化神威。正途却、悠然莫为。烂漫孩童，无忧少妇，慰悦心扉。

天仙子

浩浩汤汤胰岛素，入海泥牛无觅处。卿卿我我不思归？驱迷雾，荆棘路，火眼金睛频回顾。　抗体泱泱终有数，忽现狂飙胰岛素！鸳鸯棒打计何如？凌波步，君莫舞，明日流霞满江树……

采桑子

人生只有情难老，枉付痴心，恶语棰心，竟堕邪魔踽步临。　重重迷雾频遮目，沥血辛心，但倚禅心，欲解甲功病外寻。

附录2

李乃适诗词选（2012—2022年）

三姝媚·西行

西行求学路。正雪霁寒冬，冰封江浦。异域风光，似瑶台移就，武陵深处。信步河梁，频惊起、两三鸥鹭。古道悠悠，秀塔丛楼，竟非吾土。　　尘海蹉跎学步。怅老去书生，岁华虚度。半世浮名，但沧桑书就，鬓霜新驻。风雨兼程，求悟道，悬梁锥股。知否潮生潮落，闲愁最苦。

（2012年）

临江仙·吾师史轶蘩教授周年祭

孰料赴欧成永诀，严师驾鹤西翔。归来唯有泪千行。黯然临忌日，新月映神伤。　　教诲谆谆犹在耳，徒悲碧落茫茫。梦中喜听语铿锵。白衣归讲殿，挥洒又查房。

（2013年）

沁园春·母校北京大学一百二十年庆

百廿春秋，诡谲风云，谁谱真章？想马关受耻，膺填义愤；公车上表，梦起康梁。德赛先生，东西学擘，崛起中华领救亡。抚今昔，喜英才辈出，重耀炎黄。　　人生几许彷徨，平生幸、燕园一学郎。忆花朝习剑，未名湖畔；炎昏温课，博雅荫旁。无尽书山，有穷日景，悟道知行愧浅尝。虽才拙，恃前贤傲骨，何惧沧桑！

（2018年）

浣溪沙·忆瑞士旧游（其二）

马特洪峰睿佛颜，沧桑世事一眸间。清修秘境度千年？　登顶憾逢梁苑雪，临溪喜逅绮霞天。不知他处有陶潜……

（2018年）

七律·悼湘雅伍汉文教授

月圆之夜，湘雅伍汉文教授驾鹤西去。曾有一面之缘，高山仰止。作七律以悼之。

惊闻噩耗黯春晖，九秩儒医驾鹤归。
一载协和修学路，终生湘雅济世衣。
庚寅谋面音容在，己亥悼公毅魄飞。
最敬来函澄谬议，行间凛义字珠玑。

（2019年）

阮郎归·火山岛山盟海誓台

丘神月老旧仙斋？山盟海誓台。亿年浪涤净无埃，潮生玉面埋。　心字屿，墨蓬莱，岩熔淬刃开。苍崖碧水两相谐。盈盈脉脉来。

（2019年）

沁园春·《刘士豪论文选集》编纂感怀

百二年辰，白驹过隙，思接武昌。想昙华林上，书声清朗；潮宗街畔，学海徜徉。试剑协和，夺魁文海，代谢平衡写令章。游英美，试牛刀骨病，天下名扬。　堪嗟日寇猖狂。隐陋巷悬壶避兽芒。待承平四海，烽烟再起；执盟生化，旧业重张。细测超微，初筛消渴，生化临床相益彰。哀天妒，憾英年未永，往事成殇！

（2020年）

踏莎行·辛丑春分

白骨尸魔，黄风鼠怪，沙霾肆虐诸神骇。沉沉暮色角楼昏，依稀梦里阳关塞？　泽雨清尘，封姨起籁，京城初伺花如海。长安街景最相思？落日余晖西山黛。

（2021年）

行香子·辛丑忆扬州

几许乡愁，廿九春秋。将弱冠、负笈京欧。飞蓬万里，心契扬州。忆何园槐，个园竹，逸园柔……　岁路悠悠，华发淹留。近知非、怕上层楼。长堤烟柳，故里神游。梦虹桥波，莲桥影，藕桥幽……

（2021年）

浣溪沙·重返拉萨忆援藏岁月

又见彤云笼布宫。当年筚路似途穷。建科跬步效愚公。　十二春秋倏然逝，万千功业古今同。峥嵘岁月笑衰容……

（2021年）

浣溪沙·登密云山亭

信步山行道若穷。方亭忽见览晴空。长峦落日立清风。　万壑松涛参物外，一泓碧水映天中。倚栏遥忆颍滨翁……

（2022年）

木兰花慢·花朝节飘雪西门

正花朝午后，寒酥堕，满中庭。过向晚西门，雪镶碧瓦，水映红楹。微灯，倚栏翘望，洗铅华、暮暗衬轩甍。玉树琼枝畅目，银衣脊兽陈兵。　堪惊！傲立百周星，跌宕著隆名。念茂年洛氏，重洋远涉，揭幕箴铭。豪英，协和聚首，育新医、意媲美欧声。沧海风云际会，明朝春蕊甦生……

（2022年）

高阳台·母校扬州中学百廿华诞

带海襟江，钟灵毓秀，扬中百廿春秋。仪董书堂，弄潮西学兼修。大汪边内兴黉校，树人堂、巍丽何求？历沉浮，国运飘摇，风雨同舟。　西迁不改凌云志，隐川扬沪泰，敌忾同仇。竟弭硝烟，重召伯乐如流。何愁千里骅驹觅，院士墙、青史名留。憾离愁，六载年华，萦梦悠悠……

（2022年）

后 序

诗和医者的远方

——叙事医学的诗学实践

在2016年的一次学术研讨会上，首次聆听了李乃适医生诗词主题的精彩演讲。当时给我留下深刻印象的有两个细节：一是以诗词体裁撰写医学故事，令人耳目之新；二是有幸看到了“一纸传百年”的协和老病历，记忆中的画面是幻灯片上林巧稚医生手写的隽秀英文。

殊不知，这次会议成为协和叙事医学发展历程中的重要前奏。因为此后，我个人的教学和科研重心转向了一个新兴的领域——叙事医学。近年来，在叙事医学的路径上，我与多位临床医生、人文学者基于医学教育开启了令人兴奋的探索之旅。

2017年，北京协和医学院叙事医学课程开课。作为一门新课，充满了未知与挑战。在可供借鉴的经验极其有限的情况下，作为课程负责人，我邀请李医生加盟教学团队，以诗词书写病历为主题为医学生讲授叙事医学。李医生提出的第一个疑问是：我写的诗词算叙事医学吗?

从学术研究角度来看，诗词形式是否为叙事，是存疑的。持否定意见的研究同时质疑了将叙事进行泛化的倾向[1]。或许，中肯的表述为：诗词游走在叙事的边界。在此，我们不视其为重点问题，因为在我们的教学实践中，一首首词作加上背后的医患故事，正如本书所呈现的内容一样，已经构成了不折不扣的医学叙事。作为人类学家，多年以来我持续地以人类学理念和方法进行医学教育的探索与实践，并深受裨益。那么，从人类学视角出发，如何从学理上认识诗词创作，并尝试探究其对医学教育的意义？

人类学对于诗学创作与实践的认知，已经从学理上实现了融通。近日，我的博士导师庄孔韶教授新作《人类学的诗学探索》出版。该书对“不浪费的人类学”思想进行了丰富的呈现与升华，这一思想是倡导“无次要材料”，将基于田野的互动、理解所得的不同的知识、体悟和情感，以并置角色多种手段展示出来；力图以新的认知与行动理念，推动文化表现的多元方法综合实验，从而实现人类综观旅程上的平等地位[2]。

此处的“并置”意义深远。

以正在经历快速发展的新兴学科领域叙事医学为例，除了在接纳叙事医学理念的医学共同体内展开一定规模的临床实践探索以外，医学界尤其是理论研究领域亦展开了较为深刻的学理探讨。其中，讨论循证医学与叙事医学时，即是常常将科学实证与人文叙事并置。这种情形，可以被视为是以叙事为代表的人文医学实践的强劲呼声，是对医学科学实践主流模式的深刻反思与变革行动。

在“并置”以外，另一个关键词是“分离”。后者亦是在叙事医学视域下受到重视：聚焦于生物医学实践模式，某种程度上可以说是以分离

① Angela Woods.The Limits of Narrative：Provocations for the Medical Humanities. Med Humanit. 2011 December 1；37（2）：73-8.

② 庄孔韶 . 人类学的诗学探索［M］. 北京：中国社会科学出版社，2022：导言2-3.

来进行的实践。怎么理解这种分离？一个例证是：在医学教育尤其是医学人文教育中，我们需要时刻提醒学生“病人是人”。显见的事实是，作为彰显人的属性之一的情感领域，难以在医学领域找到系统的设计与应对。医学院教育在帮助医学生获得浩瀚的知识体系、学会适当的“临床态度”时惯常地内化和隐藏自己的情感①。另一个例证是，解剖实验课带给医学生的情感冲击与矛盾状态，实质上是以“去人性化”过程实现医学身份认同的规训②。基于社会学及人类学对生物医学实践模式的批判，对这样的分离状态进行弥合，成为了叙事医学的一项重要使命，甚至可以说构成了其主体框架。

简而言之，有个大胆的设想：“并置”有可能成为弥合“分离”的一种尝试和有效路径。

令人欣喜的是，我们在医学教育领域看到了这种并置——李乃适医生的诗词病历叙事。

举一例来说明。

在李医生创作的《画堂春》里，描述了一位胰岛素过敏的病人，她是妊娠以后发现妊娠糖尿病，用了胰岛素发现过敏后停用。结果血糖高导致了糖尿病酮症酸中毒，发生昏迷并进入ICU抢救。李医生写下“妊娠消渴似寻常，争知九死徜徉。仙方岛素痒弥彰，骤病膏肓。”所幸的是，经剖宫产救下了孩子，产妇也在九死一生的情况下渡过难关。李医生以“劫后余生母子，床前属意酮糖。晏然脱敏险中藏，惴惴思量……”来总结当时的心境。

大查房时，李医生将词作分享给医学教授、进修医生、实习医生与

① 丽塔·卡伦等著. 叙事医学的原则与实践［M］. 郭莉萍主译. 北京：北京大学医学出版社，2021：92.

② 李飞. 叙事医学课程“写作”主题教学思路［J］. 医学与哲学，2021，42（17）：31-34.

医学生。这一流程使得在生物医学信息的传递当中以一首词“并置”其间，大家对这位病人的印象将不限于“胰岛素过敏产妇，抢救后母子平安”这样高度概括甚至机械描述的话语，而是对其中的险象环生、动人心弦的就医经历、病人和医者丰富的内心感受产生联想和共鸣。

在至今6年的叙事医学教学实践与合作中，多次经由课堂或是讲座聆听李医生的诗词创作主题分享，在寻找这种创作的动力和源泉之余，我尤其关注并致力于发掘用于医学教育的思路和机制。其中一则故事引人深思：多年以前，一位亚急性甲状腺炎的病人入院。这是一种自限的疾病，传统上尽量不用激素，这样病程一般最短。但是，这位病人有“焦虑”和“药物依赖”表现，如果不使用激素药物，他可能会干扰到病房秩序。因为当晚是李医生值班，“心想干脆先去跟他交流一下情况，然后跟他刚说上没几句，我就彻底地变成了一个倾听者，因为根本插不上话！”整个过程，足足听了两小时！“确实是奉陪到底。听完了之后，我就琢磨怎么办呢？”后面李医生为病人进行了针对性用药治疗，并预言说大概在几点钟身体的哪个部位会疼。第二天早上去看病人，他惊讶地说，医生你说的太对了，确实是在几点几点身体的哪里哪里疼了！后来同事询问，用的什么办法让这位病人这么听话？李医生想了一下，“原因在于从他一入院，我就在那听他说了两小时，每一句话我都在认真听！所以那个时候其实我就有意无意地感受到了这种叙事工具在医疗当中有一些特殊的作用，而这些在我们的病历里面是很难反映出来的，是可以感觉但不能记录的内容。在这之后，有一次在跟一位病人交流了很长时间以后，就填了一首词出来。”

一位病人“依从”的真正原因是长达2个小时的用心倾听以及在此基础上建立起的医患信任。如李医生所言，是一次奉陪到底的倾听与见证，病人向医生诉说就医历程、感受、想法、困惑以及恐惧，医生听了以后，吸收并分析病人的故事，然后“琢磨怎么办”从而提供适合的诊疗。这次叙事行为完美诠释了叙事医学发起人丽塔·卡伦（Rita Charon）对叙事能力的界定：认识、吸收、解释并被病人的故事所感动并有所行动的能力[①]。细节值得讲述：这个故事发生于李医生任住院医师的时候，按照时间推算，大致是叙事医学发起之时（2001年被视为叙事医学元年），那时距离叙事医学作为学术概念引入国内还有约10年的光景。换言之，在今天系统学习并实践叙事医学的背景下，作为历史性回顾，这对梳理中国优秀临床医生自觉践行叙事医学的宝贵经验，具有重要意义。

尤其可贵的还有，李医生敏锐地意识到：临床上来自病人的这些信息是无法在传统规范的病历书写中呈现，是可以感觉但不能记录的，然而却是对临床诊疗起到关键作用的。这个思考触发了他以中华传统文化的诗词形式撰写病历故事，成为中国叙事医学实践的独特的创造性的书写。继探讨缓和医疗领域叙事病历运用路径[②]，我们从缓和医疗实践中看到了叙事医学即叙事缓和医疗，也就是叙事医学在中国的临床实践落地[③]。现在，透过李医生书写的词作，再次提示我们以病历作为重要切入点和突破口，是叙事医学实践真正落地的关键。

叙事医学教育具有临床实践转化的功能指向。那么，诗词书写病历这样“小众”的个体化实践，对叙事医学教育有怎样的启示?

诗词，似乎是追求书写与事实建构过程中的文学策略和修辞手段，然而，其意义更在于：在崇尚科学理性的主流思潮中，注入一股新风，

① Charon R. Literature and medicine：origins and destinies［J］. Acad Med，2000 Jan；75（1）：23-7.

② 李飞，宁晓红，王剑利，等.叙事病历临床运用的可能路径［J］.医学与哲学.2022，43（6）：53-58.

③ 李飞，王剑利，宁晓红.叙事医学与缓和医疗的相融交汇——“缓和医疗10年”笔谈成果之一［J］.中国医学伦理学，2022，35（11）：1171-1177.

并以独特的感染力，尝试着将医生对病人的感同身受这种强烈的情感体验，以及在这一过程中被触发的诗性智慧，呈现并宣告。李医生讲过，在经历触动或是被病人的故事所感动以后，或许在某个瞬间，将灵感注入，形成节奏、韵律，文字跃然纸上。触动是叙事的开端。在这个意义上，我们回溯叙事知识的概念：人们通过认知、象征和情感的方式来理解故事的意义和重要性的知识①，从而与科学不同。富有诗意的医生，也就达到了情绪、隐喻能力的破解与融合。“如果我们没有诗意的生活经验，我们就会木然地写作，生硬地征引，论文里不会看到那里的诗性社会的激情的本意。”②

也许，因个人成长经历、爱好旨趣，以及悟性等综合一体的特质，令诗人的这种体验难以复制。然而，对医学教育或者具体到叙事医学教育，仍值得我们挖掘其内涵，并让更多未来医者从中受益。在创作之前，诗人在一次独特的具体的医疗情境中，往往会对丰富的意义进行捕捉。始于敏感和细腻，进而用心体会疾苦，才会有饱满的诗性表达！在医学的场域下，我们在追求医学科学的道路上，或许可以尝试一下诗学感知的新方向。从中，创造出一个新的交流的意义空间，秀出了个性，亦是众生相的疾痛场域表达。所以，这构成了方法论的重要启示。

医学与诗词，相融交汇了！

不可言说之妙！

2021年，恰逢北京协和医院建院百年，李医生作为“百年协和病历展”的主要策展人，也将叙事医学课堂的学生带到了病历展现场。边观展边聆听李医生的讲解，学生们享用了一场饕餮盛宴；我们的课堂在叙

---

① Charon R. Narrative Medicine：A Model for Empathy，Reflection，Profession，and Trust. JAMA. 2001；286（15）：1897-1902.

② 庄孔韶. 人类学的诗学探索［M］. 北京：中国社会科学出版社，2022：导言4.

事医学与病历书写思考的情境下，视距由远及近，经历了手写体、打字机到计算机的时代变迁，将百年病历书写历程浓缩为科学精进与人文追求的完美融合！

诗词书写病历的诠释，让李医生收获了学生的高度赞许，甚至可以说成为医学院课堂一道独特亮丽的风景。例如，“在李医生的讲解中，场景一一再现，在场的老师与同学们无不感受到一个医生的殚精竭虑与医德仁心。拍照记录的我有了几许仰慕，敬佩与感动，交织而在。”“诗词在我的心中，一直都是‘空山新雨’‘采菊东篱’这样仙意飘飘、与世隔绝的存在，很难与现代生活联系起来。而李医生将诗词与医学做了一个完美的嫁接。当生活有了情怀，便是有了寄托，在诗词中你可以畅所欲言，是对生活点滴的记录，也是情感的宣泄。”“李医生用24首原创诗词、以生动诙谐的语言讲述了他的诗意与医学的故事。每首诗词的背后都包含一个引人深思的故事，既有他治病救人的喜悦也有他面对病人质疑时的无奈，更有他对友人和恩师的缅怀之情。课程结束时，每个人都意犹未尽，徜徉在诗词的隽秀意境中，美不胜收！”

本文简短回顾了协和叙事医学教育与李医生诗词病历书写的互动过程。值得强调的是，李医生从医生涯早期即自觉运用了叙事能力，通过倾听病患、建立信任，进而以诗词构建起医患共同体，促进医生同行之间的理解与合作；着力培养医学生、年轻医生关爱病人，践行“以病人为中心”理念；致力于以医学科学的力量、医学人文的精神共同筑牢医者仁心的坚实基础。

《仁心词话》作为北京协和医学院叙事医学课程的教学参考书，成为不拘一格的多元路径叙事实践成果，同时彰显了叙事医学的文化自信与中国本土实践智慧。叙事医学的诗学实践倾力前行的方法论意义在于：在医疗实践的“田野”情境中，将关注的弧线弯向体验、情感、韵律与隐喻；并在医学科学的进程中，透过诗词的文化表征，拉近了人与人心灵之间的距离。

李　飞
北京协和医学院人文和社会科学学院
2022年8月

后 记

卅载协和行跬步

历经一年的整理与修改,《仁心词话》这本小书终于面世。尽管词作跨度从2005年直至2021年，所表达的情感其实是一以贯之的。虽然得到了多方面的肯定，真正到出版之际，我还是不免有些惴惴不安，毕竟这无论对我个人还是对于叙事医学领域均是一种全新的尝试。

本书的出版，首先要感谢北京协和医学院人文与社会科学学院。何仲常务副院长、李飞教授一直鼓励与推动我参加叙事医学的各项活动，直接推动了本书的产生。

我自1992年考入协和，2000年获医学博士学位毕业后继续在北京协和医院内分泌科工作，先后得到了多位名师指点，不仅有言传身教，更有耳濡目染。在医学生阶段，我聆听过方圻教授、郎景和院士、吴旻院士和袁钟教授的精彩授课，谆谆教诲中的人文精神一直激励着我踏踏实实做一名临床医生。

金自孟教授是促使我选择进入内分泌领域的引路人。我跟随他出门诊时发现，他往往用貌似天马行空的交谈和病人在不知不觉间拉近了距离，然后一切病情均会有条不紊地从对答中一一显现。我的导师史轶蘩院士在查房中常常关注病人在某些细节上的感受，既采集了病人的有效信息，又让病人强烈地感受到了医者仁心。衷心感谢两位师尊的教导，尽管我迄今也只能仰望，但这些举动一直潜移默化地影响着我的临床风格。

此外，还需特别感谢我在内分泌科住院医师阶段的直接上级夏维波、伍学焱、赵维纲、连小兰、覃舒文、李玉秀、李文慧、冯凯、许岭翎等各位当年的主治医师，以及实习阶段直接指导我的住院医师潘慧医生；也特别感谢郎景和院士、何仲院长、郭丽萍院长、林进教授和郭冰茹教授不吝笔墨为本书作序，李光伟教授与庄孔韶教授为本书写了热情洋溢的推荐语，不胜感激！中央美术学院黄可一教授对书名提出了宝贵建议，冷钺硕士对文稿进行了精心校对，在此一并感谢！

最后要感谢我的家人们容忍我业余时间投入大量精力写作此书，尤其是我的爱人蒋乃珺，她的支持也是本书能够付梓的必要条件。

李乃适

壬寅季秋